神经内科疾病
小课堂

SHENJING NEIKE JIBING
XIAOKETANG

◎ 费才莲 尹又 杨亚娟 主编

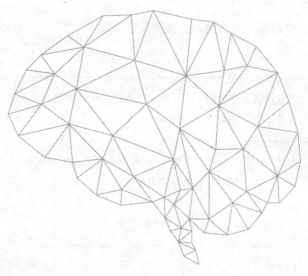

化学工业出版社

·北京·

内 容 提 要

　　全书共分为六章，包括疾病课堂、检查课堂、康复器具课堂、安全课堂、生活课堂、心理课堂，用形象生动的语言介绍了如何认识、辨别神经内科常见疾病，将枯燥无味的学术语言转换成妙趣横生的科普知识，包括疾病的相关检查、患者安全、心理特征等内容。本书科学严谨，注重贴近临床，融入新理念、新视角、新经验，力求实用。

　　本书可供神经内科临床护士、社区康复护理、家庭康复护理人员，神经内科疾病患者及其家属等参考使用。

图书在版编目（CIP）数据

　　神经内科疾病小课堂/费才莲，尹又，杨亚娟主编 . —北京：化学工业出版社，2020.9
　　ISBN 978-7-122-37188-1

　　Ⅰ.①神…　Ⅱ.①费…　②尹…　③杨…　Ⅲ.①神经系统疾病-诊疗　Ⅳ.①R741

　　中国版本图书馆 CIP 数据核字（2020）第 097844 号

责任编辑：满孝涵　邱飞婵　　装帧设计：史利平
责任校对：王素芹

出版发行：化学工业出版社（北京市东城区青年湖南街 13 号　邮政编码 100011）
印　　装：三河市延风印装有限公司
710mm×1000mm　1/16　印张 13¼　字数 243 千字
2020 年 10 月北京第 1 版第 1 次印刷

购书咨询：010-64518888　　　　　　售后服务：010-64518899
网　　址：http://www.cip.com.cn

凡购买本书，如有缺损质量问题，本社销售中心负责调换。

定　　价：49.80 元

编写人员名单

主　编　费才莲　尹　又　杨亚娟

副主编　谢　娟　荆　瑶　张慧萍

编　者　费才莲　尹　又　杨亚娟　谢　娟　荆　瑶　张慧萍
　　　　王　瑜　黄　琼　顾驾宇　余琦雯　王　晶　姚　宇
　　　　王丙娟　蒋雪儿　王　静　赵婷婉　刘秀真　师惠珍
　　　　顾盈盈　张　蕾　谢延煜

前　言

众所周知，神经内科疾病是临床上常见但又晦涩难懂的专科疾病，其解剖、生理和病因复杂，因而无论是神经内科临床医生在诊疗过程还是神经内科专科护理人员在疾病健康宣教环节，都普遍感到困难。更何况患者对这类疾病的了解不足，对于疾病的自我管理更难上加难。目前有关神经内科疾病健康教育方面的专著比较少，我们有幸受益于神经内科专家们的长期教诲，在总结了大量临床实践的基础上，积累了一点粗浅的认识。在此将其编制成册，以供借鉴。

本书由长期从事神经内科临床护理的专业护士和神经内科骨干成员编写，本着科学、严谨的态度，结合长期临床经验，主要为临床护士、社区康复护理人员、家庭康复护理人员、神经内科患者及家属提供健康指导。本书注重实用性、指导性和可操作性，全书共分为六章，对神经内科基础常见疾病、检查、康复器具、安全和生活管理、常见心理特征及心理康复特征等进行了绘声绘色的讲解。全篇运用通俗易懂、亲切生动的科普语言，将一个个深奥、晦涩难懂的神经科疾病比喻成人人看得懂、感兴趣的"糊涂病""紧箍咒""森林的火灾""过山车体验""苦瓜脸"等，将枯燥无味的学术语言转换成妙趣横生的科普知识。尤其是康复器具一章，大部器具均是编者凭借长期丰富临床经验，结合神经内科患者特殊生理需求，自主研发制作，经过反复修改，技术成熟，大部分已形成专利，以供广大临床医护同仁及患者借鉴分享。本书图文并茂、直观简洁，融入了许多新理念、新视角、新知识、新技能、新经验。

本书在编写过程中，力求做到内容新颖、形象生动，以期为临床护理同仁及患者们提供健康指导。本书在编写、审定和出版过程中也得到了海军军医大学长征医院神经内科主任、副主任的大力支持，在此一并致谢。由于编者经验不足、知识水平和能力有限及时间仓促，难免有疏漏之处，恳请专家、广大医护同仁、各位读者不吝指正。

编者
2020 年 4 月

目 录

第一章

▶▶

疾病课堂

庄稼地里谈卒中：脑卒中 ....

　　脑卒中又称脑中风，是目前危害我国居民健康的重大慢性疾病。秋冬交替是脑卒中高发时节。我们常常听说有的人昨天还在正常工作，今天就突然倒下并失去意识，被救护车送到医院，虽然经过抢救治疗捡回一条命，但是手脚却不再灵活，严重的甚至卧床不起，从而改变了个人和整个家庭的工作和生活，这就是一个典型的脑卒中的例子。早在2400多年前，医学之父希波克拉底就认识到了脑卒中，将其描述为"猝不及防的瘫痪"。在我国，脑卒中是仅次于癌症的第二大杀手，且发病人数逐年增多，发病群体呈年轻化趋势。可脑卒中是什么意思，到底是身体哪一块出了毛病，很多人说不清、道不明，希望通过本章节，我们能够正确认识脑卒中，做好疾病的自我管理及患者健康教育指导。

一、大脑犹如一块地——解读脑卒中

　　什么是脑卒中？脑卒中的名称很多，一般患者不容易弄清自己患的到底是什么疾病。脑卒中为急性脑血管意外，中医称中风，是大脑的血管突然破裂出血或堵塞造成的大脑缺血、缺氧。脑卒中分为出血性和缺血性两大类，前者就是通常说的"脑出血"或"脑溢血"，多表现为剧烈头痛、呕吐甚至昏迷不醒等症状；后者更多见，又叫"脑梗死""脑血栓形成"或"脑栓塞"，常见症状包括突发一侧肢体无力或麻木、一侧面部麻木或口角歪斜、反应迟钝、失去平衡、吞咽困难、言语困难、意识障碍或抽搐等。如果做一个形象的比喻，可能更容易理解：把人的大脑比作田地，脑血管相当于田地里的灌溉沟渠，当沟渠堵了，就有相应的田地干旱，秧苗缺水死亡，脑血管出现这种情况就是缺血性脑卒中，即脑梗死；当沟渠溃堤，就有相应的田地受淹，脑血管出现这种情况就是出血性脑卒中。

二、寻根探究辨卒中——发病病因

　　古人说："中风之病，如矢石之中人，骤然而至也"。意思是，中风的人像被石子突然击中而扑倒。而实际上，中风不是说来就来的，它有疾病基础。

1. *血管性危险因素*　脑卒中发生的最常见原因是脑部供血血管内壁上有小栓子，脱落后导致动脉-动脉栓塞，即缺血性脑卒中；也可能由于脑血管或血栓出血造成，为出血性脑卒中。冠心病伴有房颤患者的心脏瓣膜容易发生附壁血栓，栓子脱落后可以堵塞脑血管，也可导致缺血性脑卒中。其他因素有高血压、糖尿病、高血脂等。其中，高血压是中国人群脑卒中发病的最重要危险因素，尤其是清晨血压异常升高。研究发现清晨高血压是脑卒中事件最强的独立预测因子，缺血性脑卒中在清晨时段发生的风险是其他时段的 4 倍，清晨血压每升高 10mmHg，脑卒中风险增加 44%。

颈内动脉或椎动脉狭窄和闭塞的主要原因是动脉粥样硬化。另外，胶原性疾病、高血压病动脉改变、风湿性心脏病或动脉炎、血液病、代谢病、药物反应、肿瘤、结缔组织病等引起的动脉内膜增生和肥厚，颈动脉外伤，肿瘤压迫颈动脉，小儿颈部淋巴结炎和扁桃体炎伴发的颈动脉血栓，以及先天颈动脉扭曲等，均可引起颈内动脉狭窄和闭塞，或因血管破裂出血引发脑卒中。颈椎病骨质增生或颅底陷入压迫椎动脉，也可造成椎动脉缺血。

2. *性别、年龄、种族等因素*　脑卒中作为高发性、急性脑血管疾病，好发于中老年群体，男性较女性多，且发病人群向年轻化发展。经相关研究发现我国人群脑卒中发病率高于心脏病，与欧美人群相反。

3. *不良生活方式*　有些危险因素是可以控制的，或者说经过我们的努力是有可能改变的，这些危险因素占较大的比例，比如吸烟、不健康的饮食、肥胖、缺乏适量运动、过量饮酒和高同型半胱氨酸水平；以及患者自身存在一些基础疾病如高血压、糖尿病和高脂血症，都会增加脑卒中的发病风险。需要特别注意的是，曾经发生过脑卒中、短暂性脑缺血发作（TIA），或有过心脏病发作、外周动脉疾病，是非常重要的脑卒中危险因素。

如果用一张简单表来表示，可见如下（表1）。

表 1　脑卒中危险因素

脑动脉血管病变	心脏病/血压改变	血液成分异常
1. 高血压动脉硬化	1. 心力衰竭	1. 高黏血症
2. 动脉粥样硬化	2. 房颤	2. 凝血机制障碍
3. 动脉炎	3. 心肌病	3. 血液病
4. 脑动脉瘤	4. 心瓣膜病	4. 血栓前状态
5. 脑血管畸形	5. 血压过高	5. 各种栓子
6. 脑血管痉挛	6. 血压过低	
……	7. 血压急剧波动	

三、"庄稼地"里的风云——临床表现

大脑的不同组织有不同的功能，它们由不同血管供应血流。大脑的表面叫大脑皮层，是神经细胞的集中地，大脑皮层又可分为额叶、颞叶、顶叶、枕叶等，它们各司其职，分别掌管着肢体的运动、听觉、感觉、视物及识别物体等功能。如果各部位因脑血栓形成、脑栓塞或脑出血而受到损伤，其功能就会出现障碍，可表现出各种功能异常的症状。

1. 脑血栓形成

① 好发于中老年人，多见于50～60岁以上的动脉硬化者，且多伴有高血压、冠心病或糖尿病；年轻发病者以各种原因的脑动脉炎为多见；男性稍多于女性。

② 通常患者可有某些未引起注意的前驱症状，如头晕、头痛等；部分患者发病前曾有 TIA 史。

③ 多数患者在安静休息时发病，不少患者在睡眠中发生，次晨被发现不能说话，一侧肢体瘫痪。病情多在几小时或几天内发展达到高峰，也可为症状进行性加重或波动。多数患者意识清楚，少数患者可有不同程度的意识障碍，持续时间较短。神经系统体征主要取决于脑血管闭塞的部位及梗死的范围，常见为局灶性神经功能缺损的表现，如失语、偏瘫、偏身感觉障碍等。

2. 脑栓塞

① 任何年龄均可发病，风湿性心脏病引起者以中青年为多，冠心病及大动脉病变引起者以中老年居多。

② 通常发病无明显诱因，安静与活动时均可发病，以活动中发病多

见。起病急骤是本病的主要特征。在数秒钟或很短的时间内症状发展至高峰。多属完全性脑卒中，个别患者可在数天内呈阶梯式进行性恶化，为反复栓塞所致。

③ 常见的临床症状为局限性抽搐、偏盲、偏瘫、偏身感觉障碍、失语等，意识障碍常较轻且很快恢复。严重者可突起昏迷、全身抽搐，可因脑水肿或颅内压增高，继发脑疝而死亡。

3. 脑出血

① 高血压性脑出血常发生于 50～70 岁，男性略多，冬春季易发。

② 发病前常无预感，少数有头晕、头痛、肢体麻木和口齿不清等前驱症状，多在情绪紧张、兴奋、排便、用力时发病。

③ 起病突然，往往在数分钟至数小时内病情发展至高峰。血压常明显升高，并出现头痛、呕吐、偏瘫、失语、意识障碍、大小便失禁等。呼吸深沉带有鼾声，重则呈潮式呼吸或不规则呼吸。深昏迷时四肢呈弛缓状态，局灶性神经体征不易确定，此时须与其他原因引起的昏迷相鉴别；若昏迷不深，体查时可能发现轻度脑膜刺激征以及局灶性神经受损体征。

四、"除草治虫" 有良方——治疗

（一）脑梗死

在一般治疗的基础上，酌情选用改善脑循环、脑保护、抗脑水肿、降颅压等措施。通常按病程可分为急性期（1～2 周）、恢复期（2 周～6 个月）和后遗症期（6 个月以后），重点是急性期的分型治疗。

1. 急性期治疗

（1）早期溶栓：脑血栓形成发生后，尽快恢复脑缺血区的血液供应是急性期的主要治疗原则。早期溶栓指发病后 6 小时内采用溶栓治疗使血管再通，可减轻脑水肿，缩小梗死灶，恢复梗死区血流灌注，减轻神经元损伤，挽救缺血半暗带。常用的溶栓药物有：重组组织型纤溶酶原激活剂（rt-PA）、尿激酶、链激酶。

（2）调整血压：急性期的血压应维持在发病前平时稍高的水平，除非血压过高（收缩压大于 220mmHg），一般不使用降压药物，以免血压过低而导致脑血流量不足，使脑梗死加重。血压过低，应补液或给予适当的药物如多巴胺、间羟胺等以升高血压。

（3）防治脑水肿：当脑梗死范围大或发病急骤时可引起脑水肿。脑水肿进一步影响脑梗死后缺血半暗带的血液供应，加剧脑组织缺血、缺氧，导致脑组织坏死，应尽早防治。若患者意识障碍加重，出现颅内压增高症状，应行降低颅内压治疗。常用 20％甘露醇 125～250mL 快速静脉滴注，2～4 次/天，连用 7～10 天。大面积脑梗死时治疗时间可适当延长，并可使用激素如地塞米松每天 10～20mg 加入甘露醇中静脉滴注，持续 3～5 天，最长 7 天。甘露醇和地塞米松还有清除自由基的作用。防治脑水肿还可使用呋塞米、10％复方甘油以及清蛋白等。

（4）抗凝治疗：抗凝治疗的目的主要是防止缺血性脑卒中的早期复发及防止堵塞远端的小血管继发血栓形成，促进侧支循环。适用于进展型脑梗死患者，出血性脑梗死或有高血压者均禁用抗凝治疗。

（5）血管扩张剂：一般主张在脑血栓形成亚急性期（发病 2～4 周）脑水肿已基本消退时，可适当应用血管扩张剂。

（6）高压氧舱治疗：脑血栓形成患者若呼吸道没有明显的分泌物，呼吸正常，无抽搐以及血压正常者，宜尽早配合高压氧舱治疗。

（7）抗血小板聚集治疗：可能减少微栓子的发生，对预防复发有一定疗效，常用药物有：阿司匹林、双嘧达莫、噻氯匹定、氯吡格雷和奥扎格雷。

（8）脑保护治疗：可通过降低脑代谢，干预缺血引发细胞毒性机制减轻缺血性脑损伤。包括自由基清除剂、阿片受体阻滞剂、钙通道阻滞剂、兴奋性氨基酸受体阻滞剂等。目前推荐早期（2h）应用头部或全身亚低温治疗。药物可用胞磷胆碱、纳洛酮、依达拉奉等。

（9）中医药治疗：丹参、川芎嗪、葛根素、银杏叶制剂等可降低血小板聚集、抗凝、改善脑血流、降低血液黏度。

（10）外科治疗：对大面积脑梗死出现颅内高压危象，内科治疗困难时，可行开颅切除坏死组织和去颅骨减压。

2. 恢复期治疗　恢复期指患者的神经系统症状和体征不再加重，并发症得到控制，生命体征稳定。恢复期治疗的主要目的是促进神经功能恢复。康复治疗和护理应贯穿于起病至恢复期的全程，要求患者、医护人员、家属均应积极参与，系统地为患者进行肢体运动和语言功能康复训练。

（二）脑出血

脑出血急性期治疗的主要原则是：防止再出血、控制脑水肿、维持生命功能和防治并发症。

1. 一般治疗 卧床休息，保持呼吸道通畅，吸氧、鼻饲、预防感染等。

2. 调控血压 急性期脑出血患者的血压一般比平时高，是由于脑出血后颅内压增高，为保证脑组织供血的代偿性反应。当颅内压下降时血压也随之下降。因此，脑出血急性期一般不应用降压药物降血压。当收缩压超过 200mmHg 或舒张压超过 110mmHg 时，可适当给予作用温和的降压药物如硫酸镁等。急性期后，血压仍持续过高时可系统地应用降压药。

3. 控制脑水肿 脑出血后，由于脑实质内突然出现了血肿的占位效应，可出现脑疝，危及生命。因此，控制脑水肿、降低颅内压是脑出血急性期处理的一个重要环节。可选用：①20％甘露醇 125～250mL，快速静脉滴注 3～4 次/天；②病情比较平稳时可用甘油果糖 250mL 静脉滴注，1～2 次/天。③呋塞米 20～40mg 肌内注射或缓慢静脉注射，1～2 次/天。

4. 止血药和凝血药 仅用于并发消化道出血或有凝血障碍时，常用药物有 6-氨基己酸、对羧基苄胺、氨甲环酸、酚磺乙胺等。应激性溃疡导致消化道出血时，西咪替丁、奥美拉唑等静脉滴注，对预防和控制消化道出血有较好效果。

5. 手术治疗 对大脑半球出血量在 30mL 以上和小脑出血量在 10mL 以上，均可考虑手术治疗，开颅清除血肿，对血肿破入脑室者可行脑室穿刺引流。

6. 早期康复治疗 脑出血病情稳定后宜尽早进行康复治疗。

五、走出误区护健康——误区

从来没有哪一种疾病能像脑卒中一样，瞬间就可能让人失去生活的尊严：口角歪斜、四肢麻木，甚至瘫痪在床……但由于各种各样的原因，对于脑卒中普通大众存在很多认识误区，常常会在患者突发脑卒中，而家属在着急患者病情的同时，对医护人员的治疗及护理意见一时难以决断，导致配合不良，有时就会延误治疗，影响患者的康复。那脑卒中后常见的几个误区有哪些呢？

误区一：我不会得脑卒中

很多人觉得，脑卒中是老年病，我年轻，家族中又没有这样的病，我血压也不高，生活很注意，每年都体检，所以我肯定不会中风。其实，全世界每 6 个人中就有 1 个人将在此生遭遇脑卒中，每 2 秒就有一人发生脑卒中，每 6 秒就有 1 人死于脑卒中，每 6 秒就有 1 人因脑卒中而永久致残。在人的一生中，任何年龄都会得脑卒中，它的发病不分性别和年龄。中国脑卒中的发病平均年龄是 66 岁，比美国白人早 10 年。其中，小于 45 岁的患者已接近全部患者的 1/5。而且，大多数脑卒中患者发病前都毫无征兆，不到 1/3 的患者有短暂性脑缺血发作的历史。

误区二：脑血管检查正常，就不会患脑血管病

脑血管病危险因素中，血管因素只是危险因素之一。有统计显示，脑血管病中有 1/5 的危险因素来自心脏，和血管毫无关系。所以脑血管筛查正常，并不意味着你不会患脑血管病。

误区三：有些食物或动作是防止脑卒中的灵丹妙药

经常有人说，他有防病绝招，比如吃特殊的食物、每天还用牛角梳子梳头、每天运动等。有一个老先生说他每天在公园里倒走 1 万步，预防中风。还有的人每天都吃纳豆、卵磷脂、健身茶。这些真的能预防脑卒中吗？

对于养生保健来说，规律的生活作息尤为重要。任何食物，包括我们常说的纳豆、卵磷脂等，真正有效的不多，最好的食物还是我们每天吃的那些蔬菜水果。有证据显示，预防脑卒中最有效的运动就是快走。但来自美国健康研究所的调查显示，剧烈运动会增加脑出血的风险，因此运动也是要有限度的。

误区四：阿司匹林可以预防任何脑卒中

中国的阿司匹林使用量远远低于国外，目前中国人的使用率是 14％，美国是 50％。临床大夫推荐使用阿司匹林是因人而异的，肯定不是任何人都能使用。

下列人群适用阿司匹林：

① 有心脏病病史的人。

② 45 岁以上的女性。

③ 有多重危险因素，未来发生心血管疾病风险高的人。

下列人群最好不用阿司匹林：

① 血压很高且不易控制的人。

② 有出血性疾病的人。

③ 有脑出血家族史的人。

美国的国家指南也表示，脑卒中的防控措施是综合的，阿司匹林只是预防中的一环。尽管阿司匹林很重要，但不要忘了遵医嘱服用降压、调脂、降血糖的药物，这些也是重要的措施。

误区五：药物有毒，保健品更安全

有人说药物说明书上写的副作用多，发生副作用的机会也多，西药治标，中药治本。而事实是，不良反应发生的频率和严重性与说明书写的多少没有关系。

预防脑卒中的药，很多人担心长期吃对肝脏有损害，资料表明，全球因使用他汀类药物而出现身体损害的案例少之又少。因此不要被说明书吓到了。

保健品的安全性未接受科学评价，有确切疗效的一定不是保健品，而且保健品很贵，所以大家一定不要盲目相信保健品，而放弃安全性更好的药物，从而贻误病情。

误区六：我病情轻，不用住院治疗

很多人得了中风，说自己症状很轻，不需要住院，在门诊输液就能好，这是错误的。其实，即便是轻微中风，预后也常常不如人意，死亡率和复发率都较高，因此出现轻微中风一定要重视。

从社会角度来讲，短暂的和轻微的脑卒中治疗价值更大。轻微中风可以通过治疗恢复为正常人，如果忽视治疗，病情加重后，预后也会不理想。

误区七：输液比吃药更为有效

很多患者认为输液比吃药更为有效。对于预防脑卒中，输液有多少效果呢？

其实在脑卒中早期，输液有明显效果的并不多。在我国脑卒中诊治指南里，也没有输液预防脑卒中这一条，主要还是以他汀类、抗血小板和降压类药物为主，只有溶栓才需要静脉输液。

门诊中我们几乎从来不开输液，不恰当的输液只会使病情更重，而且研究发现，每天输液的患者致残率更高。

误区八：活血＝疏通血管＝防治中风

经常有患者说："我现在每天吃三七、野生银杏茶，每天吃活血补品，就活血了，就可以溶解血栓了。"这也是错误的。

现在的溶栓药物品种很少，也都有治疗的最佳时间段，如不遵医嘱盲目溶栓，溶栓风险会很大，有害无益。迄今为止还没有口服的溶栓药物，而且活血药物不能溶栓，也不能疏通血管。

误区九：我病好了，不用吃药了

要知道，中风的复发率是很高的，5 年复发率是 30％，1/3 的人因为复发而再住院。做过 ESSEN 卒中风险评分量表的患者，得分越高的人越要坚持吃药。还有的人因为腿、脚能动了就不吃药了，实际上中风后即使肢体康复了，血管状况也不一定好转。堵塞可能还存在，应该遵医嘱坚持服药。

六、健康生活防卒中——防控

脑卒中来势凶猛，可导致程度不一的残疾，那脑卒中是否可以预防呢？答案是肯定的。近年，脑血管疾病的诊疗技术已有很大进展，中风患者的预后大为改善。若能针对脑血管疾病的危险因素，早期进行积极的预防，减少中风发生的概率，这自然是减少患者和家属的经济负担、减轻患者巨大痛苦的最佳途径。

预防脑血管疾病是一个长期的过程，绝不能搞突击，应该掌握健康的四大基石，即合理饮食、适量运动、戒烟限酒、保持健康心态，再加上定期专项体检。

（一）合理饮食

首先应该养成合理饮食的习惯，可以经常吃以下食物。

1. 蔬菜类 叶菜类如菜花、卷心菜、芹菜、球芽甘蓝等。叶菜可以提供大量纤维、维生素、微量元素等，可防止心脑血管硬化。另外还有菠菜、莴笋、南瓜、西葫芦、胡萝卜、辣椒、红薯等，这些鲜亮的蔬菜中，不仅含有丰富的微量元素、维生素、纤维素，而且含有抗氧化的生物素，可以降低血脂、防止血管硬化。

2. 新鲜水果 如苹果、葡萄、杏、桃、草莓等。水果富含微量元素、维生素、纤维素和抗氧化生物素，可以帮助预防脑血管疾病。

3. 全谷类食物 如含麸面粉做的面包、糙米、燕麦片等。这些食物含有大量的纤维素，能降低低密度脂蛋白、防止脑血管硬化。

4. 低脂肪或不含脂肪的乳制品 低脂或无脂牛奶、低脂牛乳酪、酸奶等，可以降低患脑血管疾病的风险。

5. 豆类及其制品 不习惯喝牛奶的人也可食用豆浆、豆腐、豆腐干，以及鲜豆或干豆等。豆类中含有大量有益于脑部健康的植物蛋白、脂类和纤维素。

6. 深海鱼类 如金枪鱼、三文鱼、沙丁鱼、箭鱼等。深海鱼类富含不饱和脂肪酸等，对脑部血管保健大有裨益。

7. 适量红酒 红葡萄酒有降低低密度脂蛋白的效用，适量饮用可以减少患脑血管疾病的风险。

（二）适量运动

现在生活舒适，人们吃得好，动得少，因此，加强锻炼很重要，每天至少要运动 1 小时，将身体多余的脂肪消耗掉。运动方式可选择快走、骑自行车、游泳等，只要适合自己就可以。

（三）戒烟限酒

经常吸烟是一个公认的缺血性脑卒中的危险因素，其对机体产生的危害是多方面的，主要影响全身血管和血液系统，加速动脉硬化，促使血小板聚集，降低高密度脂蛋白水平等，长期被动吸烟也可增加脑卒中的发病风险。饮酒一定要适度，不要酗酒，男性每日饮酒的酒精含量不应超过 50g，女性不应超过 20g。

（四）定期专项体检

现在人们的体检意识已经增强，但一般体检时有些问题不容易被发现，因此，建议适当做专科体检，如预防脑卒中除了检测血脂、血糖等外，还须做颈动脉超声检查等，可以及早发现隐患，及时对症治疗。

七、卒中患者要自律——自我管理

脑卒中患者常半身不遂或瘫痪在床，而且多数是老年患者，体质较弱。脑卒中患者病程较长，恢复较慢，一般是在病情发生变化的情况下才需住院治疗，平时多数时间都可以在家中进行治疗。只要治疗及时合理，且护理得当，同样可取得良好效果，提高生活质量，也可以减少患者经济负担，预防院内交叉感染等问题。但若治疗、护理不当，则会造成许多并发症，如压疮、肌萎缩、尿路感染等，甚至可危及生命。因此，应积极重视脑卒中患者的家庭护理。

（一）饮食管理

脑卒中患者多不能活动或活动不便，因此消化功能很弱，在饮食上宜清淡，应选择易消化的食物，如粥、面条等。还要多吃些蔬菜、水果，促进胃肠蠕动，加强营养，防止便秘。因有些患者对大小便失去控制能力，且行动不便，所以还应注意饮食卫生，防止暴饮暴食，避免饮食不当造成腹泻。如腹泻，应及时清洁肛门周围，涂擦油膏，以保护肛周皮肤。

（二）定时排便

每天定时（如晚 8 点）使用开塞露或按摩等方式促进排便，使患者养成规律排便的习惯。还可以按摩腹部，促进结肠上端内容物往下蠕动，以协助排便，必要时帮助患者用手指挖出肛门内粪块。

（三）排尿的管理

插尿管者应每 3～4 小时放小便一次，以免膀胱挛缩。尿管应每周更换 1 次，预防尿路感染。尿失禁者应随时更换尿布，保持被褥清洁干燥，每天清洁尿道口，预防感染。

（四）定时翻身、拍背

由于脑卒中患者多卧床，不利于痰液顺利咳出，定时翻身、拍背可促进咳痰，避免形成坠积性肺炎。勤按摩、勤擦洗、勤换衣，通常 2～4 小时翻身一次，用温水或 50％乙醇做局部按摩，每天至少 1 次。失去知觉的肢体不易滥用热敷，以防烫伤。如已有皮肤湿疹或早期压疮者，可用新鲜鸡蛋内膜结合诺氟沙星外敷，必要时及时就医。长期卧床者，为减少压疮发生，应做到以下几点：①应做到定时翻身，至少每 2 小时更换一次体位，并按摩受压部位；②尽可能把床置于水平位，减少剪切力。有条件者可用气垫床，同时保持床单干燥无皱；③骶部压疮者，应左右侧卧位，并交替进行；④每天用温水擦洗身体，及时更换衣裤；⑤定期翻身、叩背，防止肺部感染。

（五）积极进行功能锻炼

患者可以在家进行一些简单的功能锻炼，这时家人一定要给予相应的帮助和关心。在治疗的同时，也应积极进行功能锻炼，给肢体以被动活动，或配合器械，或请康复中心的医生指导锻炼，不仅可以预防肌肉萎缩，而且有助于肢体功能的恢复；此外要经常鼓励患者走路，鼓励他们坐起来，也就是所谓的"能坐着别躺着，能站着别坐着，能走两步就尽量走"，要调动患者的主观能动性。如果自己走不了，可以让别人扶着走，也可在专门的康复医院借助一些器械进行行走练习。另外，可以多做一些手部活动，如攥一攥橡皮圈。

（六）加强心理疏导

脑卒中患者因病程长、发病迅速、致残率高，常引起忧郁、紧张、焦虑、烦躁等种种情绪低落的表现，如果久治不愈，不仅降低了患者的生活质量，而且在消极情绪的影响下患者容易自伤、自杀。这些不良的情绪刺激不但使患者在思想上产生消极对抗，使脑卒中患者失去锻炼的信心，而且对人体各系统产生影响，如使呼吸频率加快、神经功能失调、内分泌功能紊乱等。此时，医护人员应积极主动地给予心理疏导，安慰患者，消除不良情绪刺激。

（七）控制好血压，谨防脑卒中复发

1. 主动监测血压 血压的高低与症状的多少、轻重并无因果关系。每个人对血压升高的耐受性不同。因此，凭自我感觉估计血压的高低往往是错误的，也容易延误治疗。要做到控制血压，首先要了解自己的血压。高血压患者应该经常测量血压，了解自己血压的变化、服药后的效果，以及是否需要调整药物剂量。

2. 不要自行停药 有的患者用降压药时，随时停药，血压一高吃几片，血压降下来，马上停药。这种间断服药的做法不仅不能使血压稳定，反而使病情发展。

3. 降压不宜过快 很多高血压患者认为降血压应该是越快越好，其实不然。一般来讲，血压下降过快、过低不但会使患者出现头昏、乏力等直立性低血压的不适症状，还极易发生缺血性脑卒中，因此，降压治疗必须掌握住缓慢平稳的原则。

八、紧急救护要知道

中国每年新发脑卒中患者约 200 万，其中约有 3/4 的患者有不同程度残疾，甚至死亡。主要原因就是大多数人对脑卒中缺乏认识，抢救不及时。因此快速判断症状是脑卒中救治的第一步，也是赢得抢救时间的关键，在脑卒中的治疗上，国际上一直在强调"时间就是大脑，时间就是生命"，美国加利福尼亚大学的研究结果显示，时间对于医护人员脑卒中抢救至关重要，有研究发现，每拖延 1 分钟，其大脑内的神经细胞就会死亡 190 万个；每耽搁 1 小时，大脑就会因缺氧而变老 3.6 年。

脑卒中抢救强调 6 小时"时间窗"，即缺血性脑卒中的脑梗死溶栓治疗时间窗，通常是指发病至开始溶栓过程的时间段，尽量控制在 3～4.5

小时内，越早救治，效果越明显，有"黄金3小时"之说。每个治疗时间点，只要往前移，哪怕前移1分钟、5分钟，都能看到患者恢复情况的明显改善。

（一）快速识别中风先兆

脑卒中虽然起病急骤，但很多患者在平时或发病前数天或几小时都有一些早期预警信号，医学上称之为"中风先兆"。家属发现疑似脑卒中的症状后应在第一时间就诊，不能抱有"再等等看"的心态，错过这个时间窗，患者就可能错失第一时间救治的机会，脑组织会出现不可逆死亡。早期症状如下。

① 一侧上下肢或面部（不是双侧）同时无力、瘫痪或麻木。

② 不能发出声音（构音障碍），说话困难或不能理解别人说话意图。

③ 上下肢肢体力量很足，但不能站立、不能行走或眩晕。

④ 一侧或双眼视物不清、重影或视野缺损。

⑤ 双眼向一侧凝视。

⑥ 出现从来没有经历过的剧烈头痛，可伴恶心及剧烈呕吐。

⑦ 意识障碍（嗜睡、昏迷、烦躁不安）或癫痫发作。

公众对早期脑卒中的预警信号不了解，其实有一个快速识别脑卒中的"FAST"原则，"FAST"的中文意思为"快速"，含义如下。

F（Face）——脸：您（他）是否能够微笑？/是否一侧面部无力或麻木？

A（Arm）——手臂：您（他）能顺利举起双臂吗？/是否一臂无力或无法抬起？

S（Speech）——语言：您（他）能否流利对答？/是否说话困难或言语含糊不清？

T（Time）——时间：如果上述三项中有一项存在，请您立即拨打急救电话120。

（二）假如你身边有人脑卒中了，怎么办？

脑卒中患者发病后在家里抢救是否及时，处理是否得当，对患者的预后至关重要，家庭急救脑卒中患者需要注意以下几点。

1. 首先要沉着、冷静，立即拨打急救电话"120" 电话接通后，要简要、准确描述患者的性别、年龄及所处地点，患者发病或受伤的时间，目前的主要症状和现场采取的初步的急救措施。急救中心会选派不同专业的医生及携带不同急救设备、药品前往救治。不要悲哭或呼唤患者，避免造成患者的心理压力。

2. 接下来我们可以按情况做好以下几点。

（1）采取正确体位，保持呼吸道通畅：清醒患者低枕平卧或头抬高30°躺下；昏迷患者应平卧位，头部偏向一侧，以免呕吐物被吸入气管引起窒息或吸入性肺炎。解开患者衣领取出假牙，用纱布或手帕垫手上，将患者舌头拉向前方，以保持气道通畅。如果呕吐分泌物阻塞咽喉部，患者出现气急、咽喉部痰声重等症状时，可用细塑料管或橡皮管插入到患者咽喉部，用口吸出分泌物。有大小便失禁者，应脱去患者的裤子，垫上卫生纸等。

（2）正确转运患者：转送患者时要用担架卧式搬抬，切忌用椅子搬运。如果患者从楼上抬下，要头部在上脚朝下抬，这样可减少脑部充血。整个搬运过程，动作要轻柔稳健，尽量减少震动或扭伤身体其他部位。在救护车内，家属可轻轻抱住患者头部或上半身以减轻车辆行走中的震动。不要让患者随意坐起或站立。

3. 禁食禁水 禁止给患者喂食、饮水，口干者可用棉签蘸温开水滋润嘴唇。

4. 做好脑卒中抽搐发作时的保护 脑卒中患者抽搐时，迅速清除患者周围有危险的东西。用手帕包着筷子放入患者口中，以防抽搐发作咬伤舌头。

5. 保持室温暖和 寒冷会引起血管收缩，所以要保持室温暖和，并注意室内空气流通。

6. 测血压、避免搬动、服降压药 在家中可先测一下血压。若血压很高，出血性脑卒中的可能性大，可用冰袋或冷毛巾敷在额头上降温。避免过多搬动，大小便应使用便器在床上进行。也不必急于口服降压药，因为此时是颅内压升高引起的高血压，口服降压药不起作用反而可能有害。

7. 做好呕吐准备，进行心理安慰 应多准备些干净毛巾、塑料袋及手纸一类物品，患者呕吐时将其脸朝向一侧，让其吐出以防堵塞气道。可以吐入塑料袋中，并擦拭干净脸部。由于突如其来的意外加之剧烈头痛，患者往往烦躁不安及恐惧，家属应不离其身并予以精神安慰。应争

取及早到有条件的医院去救治，但应避免长途跋涉。

来自内心的独白：运动神经元病

很多人只有在生病时，才会关注自己的健康，才能体会健康的可贵。随着人们生活方式及习惯的改变，医学上随之出现的疾病种类也日益增多，疾病的存在也时刻影响着人类的生存质量。其中，我（运动神经元病），是多年来不能被医学攻破的一项疾病，但是近年来已发现相关致病基因的存在，治疗我的大门也随之打开。我的患病率约 2.7/10 万～7.4/10 万，致残率极高。我致使人类死亡的原因主要是呼吸衰竭。

一、我叫运动神经元病——定义

聊了这么久，让我来做个自我介绍吧！首先，我先要问问你们，你们知道什么叫做神经元吗？现在我来科普一下，神经元是神经系统结构和功能的基本单位，人类的神经系统犹如一片郁郁葱葱的森林。从外形上来说，可以将神经元看成森林中的一棵树。一棵参天大树（神经元）是由树枝（树突）、树干（轴突）以及根须（神经末梢）组成，其中，运动神经元也就相当于神经系统中的一个种类树，那么这种"树"是如何在神经系统中发挥功能的呢？资料显示，运动神经元是负责将脊髓和大脑发出的信息传到肌肉和内分泌腺，控制效应器的运动。运动神经元疾病是一种慢性进行性神经退行性疾病，其中以一系列上下运动神经元改变为突出表现。运动神经元病也就是神经变性病，神经的变性主要就是运动神经元的损伤与坏死。也就是说，当运动神经元（树）无力抵抗外界环境的影响时，运动神经元（树）的功能也会随着损害的严重程度产生一系列的变化，如肌无力、肌萎缩等，神经系统（森林）里一个或多个运动神经元（树）受损，便称为运动神经元病，以上便是我的来历啦！除此之外，我还具有起病隐匿、进展缓慢、误诊率高的特点。

二、健康的"运动神经元"去哪了——致病因素

通过上文，你们也知道了，当一个或多个运动神经元受损时，才有了后来的我（运动神经元病）。再回想一下上文中的比拟，当一棵大树日渐枯黄，一定存在影响其生长的因素，如水分、阳光、土壤等。同样，每一个疾病的发生都存在一定的原因，但是由于我的特殊性，到目前为止尚未发现明确病因，发病机制涉及遗传、兴奋毒性、氧化损伤、神经细胞异常聚集、细胞内钙离子异常堆积、神经营养因子缺乏、线粒体功能缺陷以及细胞凋亡等多种假说。据相关资料显示，遗传和环境等因素是我发病的易感因素，此处以肌萎缩侧索硬化症（ALS）为例。

1. 遗传因素　目前已经发现了十几种与 ALS 发病相关的突变基因，其中最常见的致病基因是铜（锌）超氧化物歧化酶（SOD-1）基因。也有文献指出，中国与西方国家患者的致病基因存在差异性。

2. 环境因素　大量的流行病学调查结果显示，许多环境因素（重金属、杀虫剂、除草剂、外伤、饮食以及运动等）与肌萎缩侧索硬化症的发病相关，但是总的来讲，这些因素之间仍缺乏确切的联系，而且它们与 ALS 发生的必然联系及相应的发生机制也有待进一步证实。

三、看我"变、变、变"——临床表现及分型

由于运动神经元的损害部位的不同，人类个体所表现出的体征也不尽相同。

《西游记》是一部家喻户晓的奇幻小说，众所周知，孙悟空有七十二变。我（运动神经元病）在运动神经元受到不同程度损伤时，我也会有四种"大变身"！让我来介绍下我的四大"变身术"吧！"变身术"包括：进行性脊髓性肌萎缩（PMA），进行性延髓性麻痹（PBP）、原发性侧索硬化（PLS）和肌萎缩侧索硬化（ALS）。的确，对很多人来说我的名字都是一个近乎陌生的名词。但是，如果说"渐冻人症"一词，想必你们都有所耳闻。其实，我无论最初的发病形式如何，PMA 和 PBP 通常都会进展成"渐冻人症"。1997 年"渐冻人"协会国际联盟选定在每年的 6 月 21 日为"渐冻人"日，也相继举办了多种有关了解我、认识我的相关活动，使我引起了世人的普遍重视。那么，人类如何观察我是否已经降临机体了呢？我施展四大"变身术"后又有哪些表现呢？

1. 进行性脊髓性肌萎缩（PMA） 主要以肢体下运动神经元功能缺失为临床特征，临床表现具有明显的异质性，如肌无力、肌萎缩、无皮质脊髓束受累等。

2. 原发性侧索硬化（PLS） 常于 40 岁后起病，4 年内仅有上运动神经元受累且无下运动神经元受累，表现为痉挛性肌无力、反射亢进及病理征；如果潜在的运动神经元受累在 4 年内再次发生，则肌萎缩侧索硬化是上述运动神经元受累的主要表现。此类型临床罕见。

3. 进行性延髓性麻痹（PBP） 少见。主要表现为进行性发音不清、吞咽困难、饮水呛咳、咀嚼无力。舌肌明显萎缩，并有肌束颤动，唇肌、咽喉肌萎缩，咽反射消失。

4. 肌萎缩侧索硬化（ALS） 其特征在于上运动神经元与下运动神经元功能丧失，以及肌萎缩与腱反射的共存。当涉及下运动神经系统受累时，身体似乎是肌肉无力、肌肉萎缩、肌束震颤；当涉及上运动神经系统受累时，身体主要表现出增加的肌张力，腱反射亢进和病理体征等。查阅相关资料，具体内容如下：

（1）肢体起病型 ALS：主要是上、下运动神经元受累，此现象临床最常见，常表现于上肢或下肢，共占患者总数的 70%。

（2）延髓起病型 ALS：言语不清和吞咽困难是此类型是首发症状，其次是身体受累，此型占患者总数的 25%。

（3）其他少见型：其他类型临床症状、体征局限于肢体一个区域，会达到 12 个月以上而且不出现其他区域受累体征，如连枷臂综合征（FAS）、连枷腿综合征（FLS）。

关于我（运动神经元病）的病变过程，王宝亮教授将其分三个阶段：早期、中期和晚期。早期个体症状通常表现为单肢、单侧肢体上，或者仅有手指笨拙无力，或仅表现为吞咽、言语困难等症状，全身症状多无明显变化。中期时疾病的病变将发展到多个肢体，个体往往具有肌肉颤抖、肢体僵硬强直、痉挛步态、强哭强笑面容、反射亢进、病理反射等表现。晚期时，个体全身虚弱征象明显，四肢因无力而废用，说话声音低，且含糊不清、吞咽困难，心理上也会出现悲哀欲哭、极度失望的情绪。

我（运动神经元病）的类型不同，疾病的进展方向和进展速度也不同。虽然我在临床中并不多见，但是，我却是世界卫生组织开列的五大绝症之一，危害程度与癌症、艾滋病齐名。由于缺乏认识，很多"渐冻人"处于"孤军奋战"的位置，得不到及时的、正确的诊治。

四、拿什么拯救你，我的"神经元"——治疗

面对任何一个疾病的发生，都应该对症治疗。影响我（运动神经元病）严重程度的相关因素包括损伤神经元、坏死神经元及髓鞘的破坏程度。人类应认识到坏死的神经元是不能治疗的，能够治疗的只有损伤神经元与破坏的髓鞘。经资料显示：如果神经元发生坏死，此坏死神经元所支配的肌肉会缓慢萎缩，肌肉萎缩的过程就是发生肌无力的过程，肌肉逐渐萎缩，临床表现出来的症状也逐渐加重，这是治疗改变不了现象。那么，当神经元损伤时，临床上就会对损伤的神经元进行治疗，当再生神经在一年的时间内到达肌肉时，肌肉的收缩功能是可以逐渐恢复的；再生神经在一到两年的时间内到达肌肉，肌肉的功能恢复不良；再生神经在两年以上的时间到达肌肉，这时肌纤维断裂丧失完整性，无论进行什么治疗，肢体的功能也不能恢复。所以说一旦发生运动神经元病，多多少少都会给患者留下后遗症。

我（运动神经元病）的治疗主要取决于病情和有效治疗。那么，关于我的治疗内容有哪些呢？参考如下。

（一）抗兴奋毒性治疗

运动神经元病的对症治疗对改善患者的生存质量具有重要意义，其标准治疗药物是利鲁唑。该药是第一个成功延长运动神经元病患者寿命的抗兴奋毒性药物，也是目前美国食品药品管理局（FDA）批准用于运动神经元病的唯一药物，目前国内已有患者使用。但此药仅可延长运动神经元病患者处于疾病轻、中度状态和存活的时间，推迟运动神经元病发生呼吸困难的时间，仍无法使已经出现的运动障碍获得改善。

（二）神经保护治疗

该治疗是一种保护性治疗，应在临床应用中使用两种或多种神经营养因子。此治疗手段，同样只能减慢疾病进展，并不能阻止其进展。

（三）抗抑郁治疗

由于疾病的特殊性，多数患者会出现绝望、愤怒、易激惹等症状。随着疾病的不断加重，多数患者会对周围人员（配偶、子女、朋友、医务人员等）产生对立情绪。因此，有必要及时使用抗抑郁药和抗焦虑药进行治疗。

（四）其他治疗

对劳累性呼吸困难的患者可给间歇性正压辅助呼吸，选择体积小、操作方便、可随身携带的辅助呼吸器材，患者相对容易接受；对有痛性痉挛或严重痉挛状态的患者可给卡马西平或巴氯芬辅助治疗；物理治疗可预防关节挛缩，延缓肌萎缩的进展；当呼吸困难发生时应行气管切开术，并进行机械通气等。

对于一个疾病的发生，人类常说"三分治疗，七分护理"。更何况，我（运动神经元病）是一个无法阻止病程进展的疾病，护理对我来说十分重要。

五、我的健康， 我来守护——健康教育

每个疾病都有其特征性，所以相对应的护理内容也各有不同。对于我（运动神经元病）的出现，患者并不是没有感觉，其实，这类患者最需要身边人的关爱、理解与帮助。如何让此类患者舒适地度过疾病中的每一天，相信是每一位家属的共同心愿。为了家属能够全面理解、照顾患者，具体总结了以下内容。

1. 心理护理　我（运动神经元病）的特点是病程长且病情容易复发，在感冒或疲劳后加重。因此，在治疗运动神经元病患者时，家属应帮助患者树立起对抗疾病的信心，积极配合医生进行治疗，并定期复查。同时，患者平日应尽量保持乐观的生活态度，保持愉快的心情。

2. 生活护理　运动神经元病患者生活要有规律，在日常生活中注意气候的变化，以防感冒等导致疾病加重。在流感泛滥的季节，要远离公共场所，对日常衣食住行等都应当有适当的安排。劳逸结合，避免剧烈运动。因肌肉萎缩影响日常活动的患者，应尽早使用保护和辅助装置，

以防止受伤并保持适当活动，同时，家属或患者也可以定时给患肢做一些按摩。此外，患者还需注意口腔卫生，以防止食物残留。

3. 饮食护理 以高热量、高蛋白、富含维生素、易消化的清淡饮食为主，避免进食油腻和辛辣刺激的食物。若延髓麻痹，吞咽稍困难者宜进食半固体食物，以免呛咳。对于气管切开或吞咽困难的患者，可以采用鼻饲营养，同时注意营养均衡，并监测营养指标。

4. 功能锻炼 鼓励患者主动握拳，按摩受累肢体，活动关节，加强功能锻炼延缓肌肉萎缩、关节僵硬，从而防止发生废用综合征。对于瘫痪肢体应功能位摆放。

5. 体育锻炼 对于处于疾病早期的患者，适当的体育锻炼是不可缺少的，如医疗体操、太极拳、保健气功等，继而增强体质，提高机体的免疫功能。同时，过于剧烈的活动、高强度的运动、劳动和过度积极的物理治疗可能使病情恶化。

对于病情平稳的患者，日常生活中掌握以上知识可能就够了，但是面对病情发展较快或病情不稳定的患者来说，以上知识是远远不够的，应及时咨询医生。

六、怀揣一抹绿色心情——自我管理

看完以上内容，你们或多或少都对我有所了解，甚至有所恐惧。现在给你们再介绍一位了不起的科学家，霍金。众所周知，霍金就是一名"渐冻症"患者，他因此被禁锢在一把轮椅上达 50 年之久，但是他身残志坚，克服了残疾之患而成为国际物理界的超新星。因此，命运是掌握在自己手中的。当疾病来临的时候，人类不能消极对待。虽然，现在坏死神经元与受损神经元的数量还无法通过仪器检查清楚，但是，每个患者因病情不同，发病部位不同，症状各异，要经过积极治疗后才能知道治疗是否有效，也只有参与治疗患者才有延长生命的希望。不论是哪一类的运动神经元病家属和患者都应该提高自我保健意识。在积极配合治疗的同时，根据医嘱按时服药，不随意停止或更改服药时间；注意保暖和休息，提高自身免疫力，预防感冒；家中备好简易急救器械，如家用呼吸机、吸痰器等，以备应急使用。除此之外，家属和患者还需保持与医务人员的通讯联系，以便遇到紧急情况时，可以得到科学的指导，避免或减少不良后果的发生。

我（运动神经元病）明白，当你们了解我后，会极其厌恶和恐惧我。请你们保持厌恶与恐惧的心情的同时，千万别放弃战胜我的勇气，愿你怀揣一抹绿色心情来面对我，愿白衣天使早日用科学的力量打败我！愿人类健康长存！

第三节 —➡➡
揭开"糊涂病"的面纱：阿尔茨海默病

年龄是阿尔茨海默病已知的最大危险因素。然而，很多人认为，人老了犯糊涂是正常现象，生活中经常看到一些老人丢三落四，做事"糊涂"起来，不记得自己要做什么、做过什么、忘记自己的东西放在哪里，甚至是连最熟悉的人名也无法记起来，有时还伴有出现精神行为症状，如大吵大闹、怀疑别人偷自己的东西等。出现这些症状，我们要高度意识到这是一种病态，是阿尔茨海默病的最直观表现。

一、1分钟读懂"糊涂病"

阿尔茨海默病（Alzheimer's disease，AD）又名老年性痴呆，是一种以记忆力减退、认知功能障碍为特征的中枢神经系统变性疾病，病情呈进行性加重，几年内可丧失独立生活能力，病程 6～12 年，常因并发感染而死亡。阿尔茨海默病被认为是老年脑健康的"头号杀手"。那么，老年以后就一定会痴呆吗？事实证明，并非如此，老年意味着衰老，并不代表痴呆。我们的一生可以比作一棵树，青少年的时候是枝繁叶茂，但到了中年、老年树叶逐渐变黄了，同时树木会慢慢凋零，这是正常的生理过程。就如同我们每个人头发会变白、记忆会下降一样，是正常的老化。但是，有一部分人认知能力会快速下降，就像一棵树所有枝叶突然迅速枯死，这时候就进入了病理性状态，即老年性痴呆。阿尔茨海默病是一种隐匿性的精神系统退化疾病，病因迄今未明。我国老年人群体患病率在 4%～5%，其病死率居老年病死原因的第四位。

二、"糊涂病"的临床表现

日常生活中，如果我们提前认知、掌握阿尔茨海默病的临床征兆，就可以使我们对阿尔茨海默病尽早介入、早做准备、及时治疗。尽管老年性痴呆还没有找到病因，但是所有的痴呆都是有征兆可循的，一旦发现老人有失忆现象，就需要警惕。根据患者的临床表现，按照其认知能力的下降和身体机能的恶化程度来判断病情的发展程度，阿尔茨海默病大致分为三个阶段。

1. 第一阶段（1~3年） 为轻度痴呆期。表现为起初记忆减退，对近事遗忘突出。当脑海中的橡皮擦擦掉一点记忆时，没有人注意到它；等到又擦去一些，患者就失去了对时间的感知，常常把一日当成几天。表现为判断能力下降，患者不能对事件进行分析、思考、判断，难以处理复杂的问题；工作或家务劳动漫不经心，不能独立进行购物、处理经济事务等，社交困难；尽管仍能做些已熟悉的日常工作，但对新的事物却表现出茫然难以理解，情感淡漠，偶尔激惹，常有多疑；出现时间定向障碍，对所处的场所和人物能做出定向，对所处地理位置定向困难，复杂结构的视空间能力差；言语词汇少，命名困难。

2. 第二阶段（2~10年） 为中度痴呆期。表现为远近记忆严重受损，简单结构的视空间能力下降，时间、地点定向障碍；在处理问题、辨别事物的相似点和差异点方面有严重损害；不能独立进行室外活动，在穿衣、个人卫生以及保持个人仪表方面需要帮助；计算不能；出现各种神经症状，可见失语、失用和失认；情感由淡漠变为急躁不安，常走动不停，可见尿失禁。

3. 第三阶段（8~12年） 为重度痴呆期。患者已经完全依赖照护者，严重记忆力丧失，仅存片段的记忆；日常生活不能自理，大小便失禁，呈现缄默、肢体僵直，查体可见锥体束征阳性，有强握、摸索和吸吮等原始反射。最终昏迷，一般死于感染等并发症。

三、"糊涂病"的两种治疗

阿尔茨海默病有两个天平，一边是"导致它发生的"，一边是"抑制它发生的"，我们所要做的就是通过用药物或非药物治疗使"抑制它发生的"天平里重量增加一点，使"导致它发生的"天平里重量减少一点，让天平倒向保护性因素。这里要强调的是，治疗阿尔茨海默病的药物虽不能根除疾病，但是对病程的发展有一定的延缓和控制作用，目前治疗阿尔茨海默病的方法主要有如下两种：药物治疗和非药物治疗。

（一）药物治疗

1. ***胆碱酯酶抑制剂*** 导致阿尔茨海默病的一个主要原因是胆碱不足，导致患者记忆减退、定向力丧失、行为和个性改变等。胆碱酯酶抑制剂可增加突触间隙乙酰胆碱含量，是现今治疗轻中度 AD 的一线药物，主要包括多奈哌齐、卡巴拉汀、加兰他敏和石杉碱甲。多奈哌齐、卡巴拉汀、加兰他敏治疗轻中度 AD 在改善认知功能、总体印象和日常生活能力的疗效确切；多奈哌齐对重度 AD 治疗有效。胆碱酯酶抑制剂存在剂量效应关系，中重度 AD 患者可选高剂量的胆碱酯酶抑制剂作为治疗药物，但应遵循低剂量开始逐渐滴定的给药原则，并注意药物可能出现的不良反应。

2. ***兴奋性氨基酸受体拮抗剂*** 盐酸美金刚是另一类 AD 治疗一线药物，是美国 FDA 批准的第一个用于中重度 AD 治疗的药物。盐酸美金刚治疗中重度 AD 时，能选择性改善一些关键认知领域障碍，如语言、记忆、定向力、行为、视空间能力。标准剂量的盐酸美金刚有助改善中重度 AD 患者日常生活能力和降低患者临床恶化的发生率。相比胆碱酯酶抑制剂单药治疗，盐酸美金刚联合胆碱酯酶抑制剂治疗可延缓中重度 AD 患者的认知与功能降低，降低入住养老院的风险，这些获益随治疗时间的延长而增加。明确中重度的 AD 患者可以选用盐酸美金刚或盐酸美金刚与多奈哌齐、卡巴拉汀联合治疗，对出现明显精神行为症状的重度 AD 患者，尤其推荐胆碱酯酶抑制剂与盐酸美金刚联合使用。

3. ***自由基清除剂和抗氧化剂*** 具有自由基清除作用的银杏叶提取物 EGB-761 对 AD、多发脑梗死性痴呆、轻度认知障碍治疗有效，可改善患者认知功能、日常生活能力及痴呆相关症状。维生素 E 是重要的抗氧化剂，具有自由基代谢的神经保护作用，还可能通过抑制和清除脑内 β-淀粉样蛋白沉积，产生延缓衰老的作用，可以延迟 AD 患者发病的进程。

4. ***其他*** 他汀类药物或降低血清胆固醇的药物可能降低 AD 发病率。临床使用尼麦角林、尼莫地平、司来吉兰等药物协同胆碱酯酶抑制剂、兴奋性氨基酸受体拮抗剂对治疗 AD 可能有益。奥拉西坦对于延缓老人脑功能衰退和提高信息处理能力有效。

（二）非药物治疗

1. 多做认知功能训练　　通过认知功能训练，使患者在学习新事物、记忆、执行功能、日常生活能力、总体认知、抑郁改善等方面都有很大进步。认知障碍康复锻炼前要对认知障碍的类型进行分类，一般分类如下：语言、记忆、视空间、注意力、解决问题的能力。记忆疗法、词语联想、运动疗法、分类训练及日常生活功能训练能够延缓 AD 患者病情进展，也可以显著提高日常生活能力。

2. 运动疗法　　运动疗法可以应用于 AD 患者的各个阶段，以维持和改善运动功能，对于轻中度 AD 患者的治疗目标是保持平衡性、移动性和力量，研究显示，通过精神运动性治疗方法，可使 AD 患者社会行为和群体环境中的行为得到改善，AD 患者严重阶段的攻击行为也可以通过规律性的行走而降低，AD 患者的运动疗法和音乐治疗联合应用要比单独音乐治疗有益得多。

3. 音乐治疗　　音乐治疗可让患者聆听能唤起愉快体验的熟悉音乐、歌曲，亦可辅导患者以卡拉 OK 的方式哼唱青年时代喜好的歌曲。在患者生活的环境中播放舒缓的背景音乐可稳定患者情绪。对控制患者的躁动、激越等阳性症状和感情淡漠等阴性症状有明显改善。

4. 行为治疗　　对痴呆患者的行为治疗主要是调整刺激与行为之间的关系，常用的做法为改变激发患者异常行为的刺激因素以及这种异常行为带来的后果。如对刺激因素和行为之间的相互关系以及整个过程中的相关因素进行细致的分析，尽力减少这类刺激因素，降低患者行为反应的发生频率，减轻其不良后果。

5. 心理治疗　　常用的心理治疗包括支持性心理治疗、回忆治疗（诱导患者回忆可引起并保持正性情感反应的事件）、确认治疗（使患者体会自我价值并通过认定与过去经历的情绪反应之间联系来减少不良刺激）、扮演治疗（使患者扮演在家庭或事件中的某个角色而减轻患者的社会隔离感）、技能训练（模拟在课堂环境进行学习的场景，尽可能保持患者残存的认知功能）。

6. 环境疗法　　通过对患者的物质环境和社会环境的改变，减轻症状，提高生存能力。环境疗法包括：明确的信号、感觉刺激、刺激的环

境、避免注意力分散、语言沟通技巧。举一个感觉刺激的例子，芳香疗法可以改善患者的夜间睡眠，减少白天的干扰性行为。

四、走出"糊涂病"的误区

据统计，我国目前大约有 600 万 AD 患者，尽管有如此多的患者，但人们对 AD 并没有引起足够重视，尤其是对早期识别、治疗和护理 AD 患者仍然有许多疑问和误解。当患者被确诊为 AD 时，家属很难理解和接受事实，并容易对该病产生误解。因此，了解 AD，避免陷入误区是很有必要的。

误区一："老糊涂"是正常的

虽然年龄增长是 AD 的重要危险因素，但 AD 并不是衰老过程必然的结果。据调查显示，我国居民多半将 AD 看成是"年龄老化的一种正常表现"，在轻度 AD 患者照顾者中，约有 60％的人认为自己的家人是"自然衰老"。统计显示，在 80 岁以上人群中，大约 20％患有 AD，这意味着 80％的高龄老人没有患上 AD，也就是说"老糊涂"是不正常的，很有可能就是 AD。

误区二：医生对阿尔茨海默病束手无策

许多人认为，AD 不能根治，而且治疗效果存在较大的个体差异。认为医生也只是提出治疗、护理的帮助和建议。从而忽视了早期诊断、早期药物干预而耽误窗口期治疗，进一步加重 AD 病情的发展，降低了患者的生活质量。目前虽尚无可用于治愈老年性痴呆的药物，但有些药物和措施能够相对减慢患者的病情进展，部分药物可改善其临床表现。

误区三：阿尔茨海默病早治晚治都一样

目前，有明确的研究报道显示，在 AD 早期，有比较多的药物可以进行干预，能够在一定程度上延缓病情的进展，比到了晚期再用药物治疗效果好得多，因为到了疾病的后期，大脑神经元大部分都损伤以后，可以用来治疗的药物就少了很多，并且效果也不理想。因此，AD 患者应该尽早就诊，尽早治疗，可以大大提升患者及其家庭的生活质量。

误区四：阿尔茨海默病不会致命

在大部分人的意识中，阿尔茨海默病就是导致人记忆力衰退的疾病。并不会认为它可以"置人于死地"。因为这个病的进程很缓慢，让人们很难察觉到。但事实上患了阿尔茨海默病的患者，死亡率很高。该疾病会杀死人的脑细胞，摧毁人的记忆，使人情绪不稳，并使人体逐渐失去自理能力、不能思考、大小便失禁，甚至坐不稳、不能抬头或微笑、肌肉僵硬、出现不正常的条件反射等。最终阿尔茨海默病使患者在痛苦中失去生命。因此，阿尔茨海默病是一种慢性毒药，一种能够夺取患者记忆和生命的毒药。

误区五：阿尔茨海默病是老年人的病

一提起阿尔茨海默病这个病，很多人会认为，这就是老年人才患的病啊，不然为何要叫老年痴呆呢？虽然这个病大部分确实是 60 岁以上的老年人患病比较多，但也不排除年轻人患病的可能性。有相关研究数据显示，阿尔茨海默病也会使那些 50 岁、40 岁甚至 30 岁的人患病，医学上称作早发型阿尔茨海默病。统计学显示，美国有 520 万阿尔茨海默病患者，其中包括 500 万老年患者以及 20 余万早发型患者。在早发型阿尔茨海默病患者中，有些被发现存在基因突变，如 APP、PS1 和 PS2 的基因突变。对于早发型阿尔茨海默病或者有家族史的患者，可以推荐进行突变基因的检测。

误区六：甜蜜素导致阿尔茨海默病

甜蜜素是很多食品中都会添加的一种人工食品添加剂，有些人担心甜蜜素吃得太多，会不会导致发生阿尔茨海默病的概率上升。不过在 2006 年美国 FDA 根据 100 项临床试验和研究得出结论：没有证据显示此类食品添加剂会对绝大部分人健康造成伤害。

误区七：得了阿尔茨海默病也没有办法，反正是治不好的，不要那么麻烦了

的确，阿尔茨海默病不能治愈。很多时候，患者家属根本体会不到治疗的效果。但是不是就不需要治疗了呢？当然不是。治疗可以让一些患者疾病的发展程度变得缓慢一些，会延缓患者丧失生活能力的时间，还可改善患者在某些方面的生活能力，比如梳洗等基本能力；改善精神

症状，比如攻击人、不配合家人、脾气大、幻觉等。

五、"糊涂病"的关键预防

阿尔茨海默病是一种老年人的常见、多发病。患者的认知和记忆功能会不断恶化，并可出现各种精神症状和行为障碍。为了帮助老年人更有效地预防阿尔茨海默病，以下具有科学性、可操作性的预防阿尔茨海默病的五点妙法值得我们用心去关注。

1. 定期做体检 阿尔茨海默病发病常很隐匿，不为人们所注意。因此，正确认识阿尔茨海默病早期症状，使患者得到及时治疗，延缓进展，就显得非常重要。因此，老年人平时最好定期前往医院做身体检查，必要时做简易智力状态检查（MMSE），MMSE 是简单的痴呆筛查工具，结合病史和临床症状，可早期发现病情，一旦发现要及早治疗，以免耽误病情，将小病拖延成大病。

2. 合理膳食，三餐规律 多吃些有益于智力的食物。我们知道如果微量元素与矿物质摄取不够，对人的脑力会有影响，所以多吃些有益于大脑的食物，定时去医院检查，在医生嘱咐下适当补充些维生素。有的人喜欢吃宵夜，殊不知晚上 9 点以后吃东西会使大脑进入"加班模式"，增加大脑的负担，使其得不到良好的休息。另外，还要多吃含有纤维的蔬菜、水果及粗纤维谷物，保持大便通畅，以及每天 2～4 杯绿茶被证实可以有效预防阿尔茨海默病。

3. 勤动脑 大脑功能锻炼有助于维持大脑活力，降低患阿尔茨海默病的风险。老年人除做适当体力锻炼外，有兴趣、有条件的还可以参加各种学习，如安排一定时间打电脑智力游戏、学习外语、阅读报刊、写文章，必要时还可以参加如打麻将等适当的社交活动，让头脑得到活动机会，保持大脑的灵活性。因为大脑和其他器官组织一样"用进废退"，积极学习、勤动脑可以让大脑接受信息刺激多，脑细胞才能有生命力。越具有挑战的事情，越能增加大脑储备，以增加大脑的活力，这样不仅可以防病、抗衰老，还可以积极预防阿尔茨海默病。

4. 抛开焦虑情绪、保持心情愉快 中老年人应经常调整自己的精神状态，远离焦虑等不良情绪，因为焦虑可导致其他脑组织血液循环不良，是诱发阿尔茨海默病的重要因素之一。长寿的人一般都很乐观，心态好，得病少，因为笑本身就是一种有益于身心健康的运动，有愉快的心情自

然百病不侵。其实医学研究证明，身心抑郁的人的确容易发生阿尔茨海默病，因此，中老年人应经常调整自己的精神状态，远离焦虑等不良情绪，在出现焦虑的情绪时，可通过向好友倾诉、做深呼吸等方法及时进行调整，做到身心豁达，开心乐观，才能健康永在。

5. 常运动，每天步行 30 分钟以上 规律运动可以保证循环系统的有效运作，降低胆固醇水平，使血压维持在相对正常的水平，降低患阿尔茨海默病尤其是血管性痴呆的风险。对于大多数人，建议每周至少进行中等强度有氧运动 150 分钟，运动形式推荐单车、快走、打太极、做广播操等能出汗的运动，有研究显示通过此类运动能锻炼人的脑功能。另外，早期阿尔茨海默病患者坚持每天运动可起到辅助治疗此疾病的作用。

六、"糊涂病" 的必看宣教

阿尔茨海默病的治疗和其他疾病的治疗不太一样，我们现在能做到的仅仅是改善症状，延缓衰退。阿尔茨海默病不能够逆转，只有一小部分能够改善其中的一部分症状。临床中经常会遇到患者家属诉患者吃药前后仅有轻度变化，或者吃药以后好像没有什么变化，甚至还有轻度的恶化，这就导致患者认为服药无作用，从而降低服药的依从性，因此做好宣教必不可少。

1. 患病前预防宣教 强调健康方式预防阿尔茨海默病的重要作用，对中年人（40～64 岁）进行生活方式宣教，可使各类型的 AD 患病率降低大约 20%。宣教危险因素主要包括不可控因素和可控因素。不可控因素有年龄、遗传、性别、患有学习障碍等。可控因素包括心血管因素，像患有高血压、肥胖、血脂异常、糖尿病的人群易患阿尔茨海默病。

（1）加强饮食宣教：建议地中海型饮食，以自然的营养物质为基础，包括橄榄油、蔬菜、水果、鱼、海鲜、豆类，加上适量的红酒和大蒜等，地中海型饮食可使患轻度认知障碍（MCI）的概率下降 28%，并使轻度认知障碍转为阿尔兹海默病的概率下降 48%。强调低盐，每人每天摄入盐量不超过 6g；避免进食含有饱和脂肪酸的食物，如避免食用全脂乳制品、快餐、油炸食品等。建议进食一些对于心脏有益的食物，深海鱼类（三文鱼、金枪鱼、鲢鱼、沙丁鱼），或者补充深海鱼油；戒烟限酒（男性每天≤100mL，女性每天≤75mL 葡萄酒的量）。

（2）养成良好的作息习惯，按时入睡、按时起床，确保大脑生物钟保持规律应答。如果老年人已有失眠的困扰，应尽量减少午睡时间。卧室内不要放置电视或电脑，睡前洗热水澡，做一些简单的伸展运动，睡前应保持精神放松。另外，老年人应保持理想体重，使血压、血糖、胆固醇控制在可接受的范围内。

2. 患病后宣教 　告知患者及家属药物治疗的重要性，跟患者及家属耐心解释并举例说明。比如跟患者宣教，假如患者不吃抗痴呆的药物，那患者的病情发展速度好比从山坡上冲下来速度，甚至会更快；用药物治疗以后就如同踩了刹车，它虽然还是下降但是下降的速度会变慢，以此引起患者及家属的重视。

（1）详细介绍患者服药注意事项：AD 老人常忘记吃药、吃错药，或忘了已经服过药又过量服用，所以老人服药时必须有人在旁陪伴。遇有患者拒绝服药时，要耐心说服，向患者解释，必要时将药研碎拌在饭中，以免遗忘或错服。服药后，家属要细心观察患者有何不良反应，以便及时调整给药方案。

（2）加强药品存放管理：对伴有抑郁症、幻觉和自杀倾向的 AD 患者，家人一定要把药品管理好，放到患者拿不到或找不到的地方。

（3）卧床、吞咽困难的患者不宜吞服药片，最好研碎后溶于水中服用。昏迷的患者要置鼻饲管，由胃管注入药物。

3. 安全宣教 　由于阿尔茨海默病患者记忆力差、定向力障碍、判断力下降等常会发生离家后因迷路而走失、溺水、车祸等安全问题，因此，为防止患者外出走失，可给患者随身携带辨认卡，将患者的姓名、家庭地址、电话、联系人写在卡片上面。这样万一走失也可以很快被送回，防止发生意外。患者有时还会用完煤气忘记关上，引起火灾或煤气中毒等。因此患者的生活环境中的主要危险因素应当尽量消除，在 AD 患者房间里尽量不要放置会诱发危险的东西，住楼房的要把窗户及阳台门上锁，防止发生意外。

第四节 ➤➤➤
神经病学里的"爆浆蛋糕"： 多发性硬化

"油香浓郁、口感深香有回味，吃在口中香软诱人，自有一种独特风味，令人一品难忘。"这大概就是爆浆蛋糕以燃眉之速红遍网络的原因吧！生活中提到蛋糕，人们脑海中常不由浮现出甜蜜、愉快、温馨、幸福等无数美好的形容词，换句话说，蛋糕本身就代表着世间各种美好的心情。生活中的蛋糕是如此，那么在神经病学里的"爆浆蛋糕"又代表着什么呢？每个人的生活中都会有很多意料之外的事情在我们不知道的地方/时间等着我们。有时候，可能今天还坐在一起吃饭、谈天说地的人，明天却因为某些不得已的原因躺在了医院的病床上。急性起病的疾病，常见的有很多，对于医务工作者们来说更是屡见不鲜。但是，神经病学里的这款"爆浆蛋糕"，对于非医务工作者的你们，鲜有听闻。这款"爆浆蛋糕"不会因为你们的闻所未闻，而减轻自身所具有的"杀伤力"。当它真实地降临在人们的生活中时，人们的体会绝对不再是甜蜜、温馨、幸福等，因为人们所面临的将会是无休止的检查和治疗。

一、实名登记——定义

它，会使人逐渐丧失对于四肢的掌控能力；它，会使人视线逐渐模糊，直至失去最后一线光明；它，会使人重获希望，又有可能迅速将人丢进绝望边缘。那么，它究竟是谁？在医学上，它被称为多发性硬化（MS），一种免疫介导的中枢神经系统慢性炎性脱髓鞘性疾病。对于很多人来说，它的名字很陌生，也正是因为大众的陌生感，此章更显意义。该疾病的主要临床特征是空间多发性和时间多发性，首发症状最常见的是视神经损害。由于它病情较为复杂，目前，我国缺乏近年有关多发性硬化的流行病学调查。

二、它从何而来——病因

据相关数据，多发性硬化的病因和发病机制尚不清楚。然而，也有数据显示多发性硬化的发生可能与某些人儿童期接触的某种环境因素有关，例如病毒感染。此外，研究表明，多发性硬化的发病具有明显的遗传因素。说到遗传，不得不提起基因，基因来自父母，一生几乎不变，但由于基因的缺陷，对某些人来说天生就容易患某些疾病。也就是说，人体中存在一些基因型会增加患某种疾病的风险。对于多发性硬化，患者直系亲属的患病风险比一般人群大 12～15 倍。当今的医疗水平虽然尚未查清此疾病的由来，但是对于其常见的临床症状已有准确的定位。

三、它的复杂多样化——临床表现与分型

于人而言，每个人之间的差异显而易见，不仅特征不同，行为上也不尽相同。于疾病而言，也是如此，即使疾病名称相同，不同的分型也会具有不同的临床表现。多发性硬化好发于青壮年，女性更常见。中枢神经系统的各个部位都会受到影响，常见症状有视力下降、复视、肢体感觉障碍、肢体运动障碍、共济失调、膀胱或直肠功能障碍等。具体分型如下。

1. 复发缓解型 MS（RRMS）　该类型具有明显的复发和缓解过程，在每次发作后可以恢复，不留下或仅留下轻微后遗症。这也是大多数多发性硬化患者的最初类型的疾病。

2. 继发进展型 MS（SPMS）　继发性进展型 MS 的疾病特征主要是缓慢进行性加重。

3. 原发进展型 MS（PPMS）　这种类型的多发性硬化，病程一般大于 1 年，表现为进行性加重，无缓解过程。这种类型发生在大约 10% 患有多发性硬化的患者中。

4. 进展复发型 MS（PRMS）　该疾病也呈逐渐加重，并且在疾病发展期间偶尔会有更明显的复发和部分缓解过程。大约 5% 的多发性硬化患者为此类型。

根据数据，根据 MS 的发病率和预后，还有两种罕见的临床类型：①良性型 MS：少数 MS 患者在发病 15 年内几乎没有神经系统后遗症，日常生活和工作不受明显影响；②恶性型 MS：又名暴发型 MS，发病后在短时间内迅速达到高峰，神经功能受到严重受损甚至死亡。

MS 临床症状的复杂性不断攻击着每个患病家庭的最后一道心理防线，给患者及患者家属的生活带来了极大的影响。但是，面对病魔不断的攻击，我们只能选择妥协吗？

四、既来之，则安之——治疗

这种疾病本身并不可怕，可怕的是患者对自己的生活失去了信心。其实，大多数疾病都有相应治疗方案，人们首先需要做的就是怀揣希望、树立信心、积极治疗，争取高质量的生存机会。对于患有多发性硬化的

患者更是如此，更需结合患者的经济条件和意愿，可以选择性进行早期、合理治疗。当然，对于疾病的不同时期，也有相应的治疗原则。多发性硬化的相关治疗方法一般包括：①急性期治疗；②缓解期治疗（疾病修正治疗）；③对症治疗；④康复治疗。

（一）急性期治疗

多发性硬化急性期的治疗原则是尽快有效缓解患者的临床症状，改善患者的残疾。当患者出现视力下降、运动障碍和小脑/脑干等症状，并且存在功能性残疾的客观症状时，急性期治疗是适用的。轻微的感觉症状无需治疗，通常在休息或对症治疗后可缓解。

那么，急性期主要治疗方案又有哪些呢？

1. 糖皮质激素 糖皮质激素通常优选用于急性期的多发性硬化。据研究证实，糖皮质激素治疗可以促进 MS 急性发作患者神经功能恢复。其治疗原则是大剂量、短疗程。临床首选药物为甲泼尼龙冲击治疗。根据患者的个体差异性，具体药物使用方法也有不同。一旦使用此类药物，不可骤然停药。

2. 血浆置换 二线治疗。该治疗适用于急性重症期或对激素治疗无效者，主要在起病 2～3 周内，应用 5～7 天的血浆置换。

3. 静脉注射免疫球蛋白（IVIG） 此方案仅作为一种可选择的治疗手段，目前还缺乏相关证据，主要适用于妊娠期、哺乳期妇女，不能应用糖皮质激素的成年患者，或对激素治疗无效的儿童。

（二）缓解期治疗

本期患者的治疗以降低复发率、减少脑组织和脊髓病变数量为主要原则，同时有效延缓患者病程，提高患者的生活质量。由于多发性硬化是一种终身性疾病，这一时期主要以控制疾病的发展为主要目的。

1. β-干扰素 为一线治疗药物。主要治疗原则包括早期、顺序和长期。

2. 米托蒽醌 为三线治疗药物。FDA 批准用于治疗 MS 的第一种免疫抑制剂。

3. 环磷酰胺 为三线治疗药物。可用于<40 岁的早期进展型（进展

时间＜1 年）的 MS 患者。研究发现，环磷酰胺缓冲增强疗法可能对年轻的进展型 MS 患者有一定疗效。

关于以上的治疗方案，临床上对 RRMS 首选一线治疗药物，对于一线治疗药物疗效不理想的 RRMS 和伴有复发过程的 SPMS 及 PRMS 可采用二线治疗，二线治疗仍无效者，可选用三线治疗。对 PPMS 目前尚无有效治疗药物。

（三）对症治疗

当多发性硬化发病后，随之而来的会有很多不适症状，所以，在治疗原发病的基础上，临床上也会采取相应的辅助治疗手段。常见症状及治疗药物如下。

1. 痛性痉挛　可应用卡马西平、加巴喷丁、巴氯芬等药物。

2. 慢性疼痛、感觉异常等　可用阿米替林、普瑞巴林。

3. 抑郁焦虑　可应用选择性 5-羟色胺再摄取抑制剂、SNRI 类药物以及心理辅导治疗。

4. 乏力、疲劳　可用莫达非尼、金刚烷胺。

5. 震颤　可应用盐酸苯海索、盐酸阿罗洛尔等药物。

6. 膀胱直肠功能障碍　配合药物治疗（如索利那新等）或借助导尿等处理。

7. 性功能障碍　可应用改善性功能药物（如西地那非）等。

8. 认知障碍　可应用胆碱酯酶抑制剂（如多奈哌齐）等。

（四）康复治疗

相比较而言，MS 的康复治疗同样重要。早期进行专业的功能康复训练，对伴有肢体、语言、吞咽等功能障碍的患者而言，不仅可以在一定程度上提高患者及家属对疾病治疗的信心，还有助于患者获取较高生活质量。

五、快乐即健康——健康教育

面对疾病的疯狂侵蚀，除了积极配合治疗，我们能做的还有很多。多发性硬化是一个长久性疾病，对此，无论是家属还是患者，都需要树立坚定的信心。

1. 饮食指导　MS 患者，应多食高蛋白、高热量饮食，忌食辛辣、海鲜等食品，戒除烟酒。因肌无力活动减少，且服用激素使骨质脱钙而疏松者，要多食含钙食物（如大豆、牛奶等），并适量补充钙剂。如有患者吞咽困难，告知患者抬起头以防食物进入气管。当患者需要喂食时，要注意速度及温度。当患者需要鼻饲时，要注意有充足的营养。

2. 用药指导　规律使用激素治疗，注意观察药物不良反应，正确掌握剂量及服药时间，切勿私自停药、换药、减量，定期门诊复查。

3. 安全指导　由于疾病带来的肢体无力，患者和家属需耐心做好安全防护的工作，保证患者有一个舒适、安全的环境。此外，当患者眼睛疲劳或复视时，尽量让其卧床闭眼休息。

4. 吞咽障碍　对并发吞咽困难的患者，进食时患者尽量处于坐位或半卧位，鼓励主动进食，主张干、湿食物分开进食，避免呛咳及吸入性肺炎发生。

5. 感觉障碍　对于肢体感觉障碍的患者，需保持床单位清洁平整，加强主动或被动翻身，以防压力性损伤。另外，为避免此类患者被烫伤，最好不要使用热水袋。

6. 心理指导　详细了解患者的兴趣爱好、性格特征，并经常和患者沟通，了解其心理感受，主动关心理解患者，帮助患者保持积极乐观的心态。

7. 预防并发症　避免过多出入公共场所，患者身体情况允许的话，可以通过体育锻炼来增加自身抵抗力。同时，告知患者生活中也应注意避免疾病的诱发因素，如外伤、过度劳累、紧张、寒冷刺激、热疗等。

第五节 ⟫

虫害与果树：帕金森病

随着我国人口的老龄化，老年人疾病普遍影响着大多数家庭。据统计，全球约有 400 万帕金森病患者，中国现有帕金森病患者超过 230 万人，位居全球第一位。帕金森病早成为继肿瘤、心脑血管病之后中老年人的"第三大杀手"。对于帕金森病这个疾病来说，它并非洪水猛兽般不可抵御。只要患者树立信心、坚持治疗，那么康复的概率将非常大。

一、"果树" 蛀虫了——走进帕金森病

　　帕金森病，又名为震颤麻痹，是一种常见于中老年人的神经系统变性疾病。其主要的病变为黑质多巴胺（DA）能神经元变性死亡。为了更加直观地理解疾病的起因、经过、结果，现我们将人的大脑比作果园，那么大脑中的黑质多巴胺能神经元就是果园中的一棵果树，由其合成的一种使人兴奋的神经递质就好比健康的果树结满丰硕的果子（多巴胺），它起到维持调节神经系统正常功能的作用。当"果树"发生病变时，它就失去了生长的天然保障，容易受到虫害的侵袭，"果子"的产量自然会急剧下降，从而导致神经系统无法维持正常功能，严重缺乏时便会导致"果树"枯萎（帕金森病）。研究表明，当黑质多巴胺能神经元变性死亡至80%以上时，多巴胺就分泌不足，从而出现一系列表现：如静止性震颤、肌强直、运动迟缓和姿势步态异常等症状，这便是帕金森病的临床特征。

二、"虫害" 的种类——帕金森病的病因

　　帕金森病影响人的肢体运动功能，使人"束手束脚"，做事力不从心，给患者及其家人造成了严重的困扰。虽然迄今为止，腐蚀"果树"（黑质多巴胺能神经元变性死亡）的"虫害"尚未明确，但目前的医学研究倾向于以下几种"虫害"。

　　1. 环境因素　多年研究显示，环境因素在帕金森病发病中起到重要作用。因此，我们要注意避免接触一些环境中的危险因素，比如杀虫剂、除草剂、重金属锰等。同时，对于在有毒环境中工作的人群，应该加强对肌张力、平衡力的检查及随访，以便早期发现帕金森病。

　　2. 家族遗传性　目前有约10%的患者有家族史，故有阳性家族史的患者应留意避免可引发帕金森病的常见因素。

　　3. 年龄因素　帕金森疾病呈隐袭性发病，50岁以上的患者居多。研究显示，当年龄达到30岁以上，黑质多巴胺能神经元便开始退行性变化，此神经元便渐进性减少。

　　目前认为帕金森病并非单因素所致，而是多种因素的共同作用下发病的。

三、"虫树"的挣扎——典型症状

虫害导致的枯萎果树，果子的产量大量下降的同时，果树的生长也会受到严重影响，比如果树从躯干笔直到歪曲、从枝繁叶茂到树叶凋零等。那么当我们大脑中的"果树"被各种各样的"虫害"侵蚀后，又会有怎样的表现呢？

1. 静止性震颤 静止性震颤常常从一侧手部开始，也就是我们常说的"手抖"。静止时出现或明显，紧张或激动时加剧，随意运动时减轻或停止，入睡后可消失。典型表现是拇指与食指的像搓药丸一样的动作。帕金森病的动作震颤也很常见，特别是手部。当患者尝试进行特定的活动，如拿杯子或写字时，震颤通常会更具破坏性。

2. 肌强直 据资料显示，在帕金森病患者中有 90%～99% 的患者会出现肌肉僵硬的现象。肌肉僵硬常与运动迟缓有关，具体表现如下。

① 患者在行动的过程中出现身体弯曲、头部前倾、驼背、关节弯曲等肢体表现。

② 因面部肌肉僵硬而导致面部表情减少，常常双眼凝视，呈"面具脸"。

③ 起始运动困难、缓慢，行为动作常出现行走时转弯困难、从椅子或床上站起来困难、行走时手臂摆动减少。除此之外，还有日常活动如穿衣、切割食物和写字困难等症状。

3. 行动迟缓 帕金森病患者运动迟缓发生率高达 98%。当患者出现这一症状时，对其而言，不仅随意运动会减少，而且动作缓慢、笨拙。临床现象早期常表现为手指的精细动作，如扣纽扣、系鞋带等动作延缓。当疾病进展到了晚期，患者则会出现说话语速减慢、语音低调、流涎等。在日常生活中起床、翻身均有困难。不仅如此，在患者书写的过程中也会出现字体越写越小的现象，也就是我们常说的"小写症"。

4. 姿势步态异常 所谓的姿势步态异常，在临床常见于小步前冲、慌张步态。具体而言，当患者由静止状态迈出第一步时，启步困难，想迈步但迈不开，身体躯干会有前倾表现，双脚离不开地面，呈"小步碎步"状态；在行走的过程中，上肢的前后摆动次数会减少或完全消失，从而就导致了患者的平衡障碍。另外，当患者迈出第一步后，其会以极小的步伐向前冲去，在此过程中，会越走越快，无法做到及时止步或转弯。

5. 非运动症状 帕金森病的患者除了出现以上的运动特性症状，还存在非运动性症状。为了方便大家掌握，我们归纳了常见的非运动症状，具体如下。

① 自主神经症状常见，如便秘、出汗异常等。

② 抑郁。

③ 睡眠障碍。

④ 吞咽活动减少引起流口水。

⑤ 15%～30%的患者晚期并发痴呆。

四、除"虫" 救"树" 法——治疗手段

为了拯救枯萎的果树，增加果子的产量，果农们除虫方法多种多样。那么，当我们大脑中的"果树"枯萎了，医生又有哪些妙招来帮助我们除"虫"呢？我们又如何做到除"虫"有方，无惧"虫害"呢？总的来说，对于帕金森病的治疗，必然离不开"三驾马车"的保驾护航，即药物、心理、康复。

（一）早期帕金森病的治疗

1. 首选药物治疗　一旦早期诊断，即应尽早开始治疗，掌握疾病的治疗时机对今后帕金森病的整个治疗成败起关键性作用。早期治疗可以分为非药物治疗和药物治疗。一般疾病初期多予单药治疗，但也可采用优化的小剂量多种药物的联合应用，力求达到疗效最佳、维持时间更长而运动并发症发生率最低的目标。

2. 常用治疗药物

（1）抗胆碱能药物：主要是通过抑制脑内乙酰胆碱的活性，相应提高多巴胺效应。临床常用的是盐酸苯海索。主要适用于震颤明显且年龄较轻的患者。老年患者慎用，闭角型青光眼及前列腺肥大患者禁用。

（2）金刚烷胺：可促进多巴胺在神经末梢的合成和释放，阻止其重吸收。对少动、僵直、震颤均有轻度改善作用，对异动症可能有效。肾功能不全、癫痫、严重胃溃疡、肝病患者慎用。

（3）单胺氧化酶B（MAO-B）抑制剂：通过阻断多巴胺的降解，相对增加多巴胺含量而达到治疗的目的。

（4）多巴胺受体（DR）激动剂：可直接刺激多巴胺受体而发挥作

用。目前临床常用的是非麦角类 DR 激动剂。适用于早期帕金森病患者，也可与复方左旋多巴联用治疗中晚期患者。年轻患者病程初期首选 MAO－B 抑制剂或 DR 激动剂。

（5）复方左旋多巴（包括左旋多巴/苄丝肼和左旋多巴/卡比多巴）：左旋多巴是多巴胺的前体。外周补充的左旋多巴可通过血脑屏障，在脑内经多巴脱羧酶的脱羧转变为多巴胺，从而发挥替代治疗的作用。

（6）儿茶酚-O-甲基转移酶（COMT）抑制剂：通过抑制 COMT 酶减少左旋多巴在外周的代谢，从而增加脑内左旋多巴的含量。帕金森病患者出现症状波动时可加用 COMT 抑制剂。

（二）中晚期帕金森病的治疗

1. 运动并发症的治疗　运动并发症（症状波动和异动症）是帕金森病中晚期常见的症状，调整药物种类、剂量及服药次数可以改善症状，手术治疗如脑深部电刺激术（DBS）亦有疗效。

2. 姿势平衡障碍的治疗　姿势平衡障碍是帕金森病患者摔跤的最常见原因，易在变换体位如转身、起身和弯腰时发生，目前缺乏有效的治疗措施，调整药物剂量或添加药物偶尔奏效。主动调整身体重心、踏步走、大步走、听口令、听音乐或拍拍子行走或跨越物体（真实的或假想的）等可能有益。必要时使用助行器甚至轮椅，做好防护。

3. 非运动症状的治疗　帕金森病的非运动症状涉及许多类型，主要包括感觉障碍、精神障碍、自主神经功能障碍和睡眠障碍，需给予积极、相应的治疗。

五、"果树" 需呵护——积极预防

由上文所知，一旦"果树"发生枯萎，我们便会驾"三驾马车"来进行保驾护航。那么对于健康的"果树"而言，如何预防它枯萎，又成了一大难题。为了使大家更加便捷、有效、全面地掌握预防"果树"枯萎的知识，我们做了以下总结。

（一）律动生活， 提高生活质量

越来越多的证据表明，运动可能具有神经保护作用，进而起到预防帕金森病发病的作用。而对于帕金森病患者，如果早期进行运动疗法，可起到延缓疾病发展的作用。而且，运动还能提高心理积极性，与药物治疗和康复训练相结合，提高患者的生活质量。在日常生活中，大步走、骑自行车、跳舞、太极拳等，都是不错的运动选择，可以经常锻炼。帕金森病的一种常见治疗方法是体力活动。经常锻炼身体可以使患病的风险降到30%。除此之外，还应注意进行关节活动、平衡能力、柔韧性及力量练习。运动重要的是养成规律的活动习惯。

（二）按时服药，科学有效治疗

治疗帕金森病最重要的秘诀之一：服药时间往往比药量更为重要。按医嘱服药，不要擅自加减药物，严密观察药物效果及副反应，盐酸苯海索（安坦）在餐后或进餐时服用；吡贝地尔（泰舒达）、盐酸普拉克索（森福罗）应与食物同服；金刚烷胺以早、午服用为宜；卡左双多巴（息宁）、多巴丝肼（美多芭）在餐前1小时或餐后1.5小时服用。同时，作为患者也应该谨记，如果病情有变化，需要在医生指导下调整治疗方案，包括治疗剂量和服药间隔时间。

（三）乐观向上，赶走焦虑抑郁

正确认识焦虑、忧郁等不良情绪，转移注意力，创造和谐、愉快的环境与情绪，家属要尽量倾听患者的诉说，也可对患者进行抚摸，必要时抱紧患者有助稳定其情绪，并守护在其身旁。采用松弛方法，如听音乐、深呼吸、读书、看画报等，均有利于减轻恐惧和消除不良反应。正确认识疾病，遵医嘱用药，积极康复锻炼，树立正确的人生观和价值观；寻找支持的力量，如和亲密朋友诉说等；通过和病友的深入交谈，提高自身价值；摆脱过去，面向未来，重新树立生活的信心。

六、"果树"的问答——走出误区

疾病的正确认识于患者而言尤为重要。于帕金森病而言，大多非专业人士由于对帕金森病不够了解或者说了解不够透彻，所以在面对疾病来临时，常常就有一些错误的认识，在一定程度上加大了治疗难度，也给患者带来了很多不必要的负面情绪。我们对帕金森病常识的误区进行了全面搜集，常见的误区如下。

误区一：帕金森病只是老年病

很多人都认为帕金森病是一种老年人才会患上的疾病，这是错误的认识。帕金森病以 40 岁至 50 岁的中年患者居多，但发病年龄愈来愈趋向年轻化。

误区二：出现肢体颤抖就是帕金森病

帕金森病是一种以肢体颤抖为主要症状的疾病，但并不是出现肢体颤抖症状就是患上了帕金森病。出现肢体颤抖症状也可能是甲状腺功能亢进症、感染、脑动脉硬化等疾病引发，应该尽早到医院就诊，查明病因。

误区三：帕金森综合征与帕金森病是同一疾病

原发性帕金森病的病因尚未明确，继发性帕金森综合征是由明确的原因所致，比如药物、感染、中毒、动脉硬化、脑血管病和脑外伤等，所以需医生据患者实际情况进行鉴别。

误区四：不注重预防帕金森运动并发症发生

帕金森运动并发症可表现为头面部、四肢或躯干的不自主舞蹈样、投掷样的运动，还可出现"开关现象"和"冻结步态"。有时由帕金森运动并发症引起的残疾比帕金森病本身的运动症状更严重。建议患者应在治疗之初就把目光放长远，选择既可以控制运动症状又能预防或延缓运动并发症发生的药物。

误区五：帕金森病早期症状与其他疾病混淆

帕金森病的早期症状除了静止时出现震颤，还包括嗅觉减退、便秘、抑郁、睡觉时手舞足蹈等，当有多个症状出现时要及时前往帕金森专病门诊，明确诊断。帕金森病具有早期发展快、晚期发展慢的特点，应明确诊断时早期治疗，提高生活质量。

误区六：忽略抑郁的存在及对生活质量的影响

帕金森病抑郁的临床症状有一定的隐匿性，不只是情绪改变那么简单，家属要特别留意患者日常起居的行为变化，例如明显的体重减轻或增加、失眠或睡眠过度、疲劳、注意力不集中等，在情绪方面患者可能会有情绪低落、淡漠、快感缺乏、不恰当的负罪感等，当这些症状出现时，不要只是认为"性格内向""年纪大、动作慢"等而不当回事。

误区七：不重视复诊和药量的变化

患者一旦就医并服用了医生开的药物后，病情变化不大，就认为疾病得到控制，就忽视了去医院复诊，长期使用同剂量的药物。

误区八：脑起搏器装不得

起搏器是近 40 年来帕金森病治疗上的最大进展，是目前世界上最有效的外科治疗方法。手术在脑内神经核团植入电极，把脉冲发生器埋藏在胸部皮下，脉冲发生器发出电刺激，通过皮下导线，传到脑内电极，抑制不正常的神经放电，使其消除症状。目前全球有 8 万~9 万的帕金森病患者接受了脑起搏器治疗。

误区九：动了手术就无需吃药

药物与外科手术治疗两者并非对立。吃药不是为了不手术，手术也并不为了不吃药。起搏器治疗主要目的是改善患者的无药性作用时的症状，提高生活质量，减少吃药剂量。因此，对中晚期患者而言最佳的治疗手段应是"一手拿着多巴胺药物，一手拿着脑起搏器"。

七、"果园"重维护——自我管理

美丽的果园需要果农的精心维护，人体的"果园"也正是如此。接下来会详细介绍如何合理优化健康"果园"，以及在"果园"受到"虫害"侵蚀时，怎样建议患者从自身来做到及时、有效地遏止"虫害"泛滥。

（一）衣食住行，面面俱到

（1）衣服宽大，尽量减少扣子，布料选用全棉。

（2）早、中餐低蛋白饮食；晚餐可适当摄取蛋白质；多吃谷类和新鲜瓜果蔬菜；尽量不吃肥肉、荤油和动物内脏；每天喝 6~8 杯水。

（3）带扶手的高脚椅子；床不宜太高或太低，方便起卧；床头灯的开关要设置在顺手的地方。

（4）浴室：铺防滑橡胶垫；设置安全扶手和高脚凳。

（5）坐便器：提高便桶高度；设置扶手。

（6）防止跌倒：光线足够；睡在带厕所的卧室；室内地面平坦；铺设防滑地板；使用助行器。

（7）鞋：穿平底的皮鞋和布鞋，避免胶底鞋，不要穿拖鞋和系带鞋。

（二）合理用药，科学为主

患者日常服用的治疗药物，应当谨遵医嘱，不可随意停药、增药或减药。多数患者在西药或目前治疗效果欠佳的情况下，可能会选择中医辅助治疗，应告知患者切勿"病急乱投医"，随意地服用"偏方"或其他保健品，以免加重病情。

（三）定期随访，实时监控

建议患者尽量选择同一家医院，在医生指导下定期行门诊或住院检查。如病情需要，请在医生的指导下重新选择医院，以免病情、治疗缺乏延续性，给后续治疗带来不便。

（四）合理膳食，共筑健康

1. 饮食多样化 帕金森病患者的饮食不能太单一，尽量全面，这样才保证身体所需的营养都能得到摄入，所以帕金森病患者的饮食中要包括蔬果、肉类、谷类、奶类、豆类的食物，这样才能更好地增强体质。

2. 谷类不能单一 在进食谷类食物的时候，不能太单一，一般建议每天摄入 4 份以上。谷类中含有多种营养物质，比如蛋白质、B 族维生素、糖类、膳食纤维等，能帮助人体获得日常所需的能量。

3. 多吃蔬果 蔬果中的营养成分是非常丰富的，含有多种维生素、矿物质和膳食纤维。其中又以富含维生素 C、维生素 E、维生素 A 等的食物为佳。而且，蔬果中含有的膳食纤维，可以帮助老年朋友缓解便秘症状。每顿饭吃新鲜的蔬菜可降低帕金森病的患病风险，这是因为可以很容易地从饮食中摄取叶酸。

4. 多吃含钙食物 而对于帕金森病患者来说，容易出现骨质疏松，所以非常适合吃一些含钙的食物来改善骨质疏松。需要提醒是，服药期间不要和奶类同时服用，否则会影响药效。

5. 注意脂肪的摄入量 帕金森病患者平时需要吃一些药物来缓解病情，因此在日常饮食要注意脂肪的摄入量，否则影响药物的吸收。摄入过多脂肪对疾病的治疗是没有帮助的，所以平时要少吃肥肉以及一些脂肪含量高的肉类。

6. 食用富含抗氧化物的食物 如甘蓝、土豆、梨、苹果、葡萄、核桃、黑巧克力、红酒、蚕豆等。

7. 限制铁摄入量 铁对保持健康很重要，但是应在推荐的范围内摄入铁。过多的铁会使身体进入氧化应激状态。有相关资料显示，过量的铁元素会导致呕吐、腹泻甚至癌症的发生。

（五）树立信心，积极康复

1. 放松和呼吸锻炼 尽可能舒服地仰卧，眼睛闭起，开始深而缓慢的呼吸。

2. 面部动作锻炼 对着镜子，做出微笑、大笑、挤眉弄眼、咧嘴笑、吹口哨、鼓腮等表情。

3. 头颈部锻炼 左右转动颈部。

4. 躯干锻炼 通过有节奏的身体侧弯、转体等运动，可增强躯干腹背肌力量与协调性。

5. 腹肌锻炼 平躺在地板上或床上，两膝关节分别曲向胸部，持续数秒钟，然后双侧同时做这个动作。

6. 手部锻炼 反复练习手指分开、合并的动作和握拳伸指的动作。

7. 上肢及肩部训练 帕金森病患者可以通过耸肩、臂上举、后伸等方式锻炼。除此以外，也可利用相关器械的辅助锻炼，从而提高肩关节的活动度和灵活性。

8. 步态训练 每天有计划地进行原地站立及高抬腿踏步训练，站立位、坐位交替训练，向前、向后跨步训练。如果小碎步明显可选择穿鞋底摩擦力大的鞋子，当患者走路遇到步僵时，先让患者停下来，站直身体，鼓励其抬高一条腿，向前迈一大步，再换另一腿，再抬高，向前迈大步，反复练习多次训练。

9. 语言障碍练习　坚持练习舌头重复地伸出和缩回、左右移动。对于唇和上下颌的锻炼及朗读锻炼也不要忽视。

10. 帕金森病吞咽障碍的康复训练方法

（1）吞咽动作的训练方法：①张口导引法：张口至最大，坚持 3 秒×10 次，做 5 组；②咬牙导引法：嘴唇闭拢，咬牙龈 30 次，做 5 组；③缩唇呼吸操：口唇做吹笛状，快速吸气 2 秒，缓慢呼气 5～6 秒。

（2）舌运动：①伸舌向前、后、左、右、上、下各方向做主动运动；②指导患者尽量将舌头伸长，分别舔唇的上、下、左、右；③在压舌板上放些花生酱或果酱，让患者用舌尖去舔；④舌尖抵在硬腭上，停 5 秒，用力放下后发出"啪嗒"的声音。

（3）摄食训练：①体位：一般取直立坐位，头在正中位，保持上身与所坐平面成 45°～60°，颈部和头部向前微倾，不可躺卧进食。进食结束后至少保持坐位 0.5～1.0 小时。②食具和食物形态选择：选用浅、小的勺子，食物的形态根据吞咽障碍的程度及阶段依次进食糊餐—稠粥—软饭—碎餐—正餐。选择容易吞咽的食物，有适当的黏性，不在黏膜上残留。③进食量：每次先从 3～5mL 开始，循序渐进，根据患者进食、咀嚼、吞咽的速度调整进食速度，必须吞完一口才可进行下一次摄食，防止呛咳、误咽。之后酌情增加到每汤匙 10～15mL。摄食训练每日 2 次，每次 0.5～1.0 小时。

第六节 ➙➠
简单又复杂的"火灾"：癫痫

癫痫是神经系统最常见的疾病之一，是仅次于脑血管疾病的第二大疾病。统计显示，中国癫痫患病率约为 7.2‰。儿童和老年人风险高，症状容易复发，给社会、家庭和个人带来沉重的负担。

一、"森林"中的一把火——诠释癫痫

癫痫，通常称为"羊癫痫"或"抽风"，是一种慢性疾病，是脑神经

元的突然异常放电导致的短暂脑功能障碍。其特征包括阵发性、短暂性、重复性和刻板性。如果大脑像森林一样，那么神经元就像一棵树，然后癫痫发作就像森林里的火，通常会自己熄灭（癫痫发作停止）。但是在一段时间内（一天、几天、几个月或几年），它会再次自发地点燃。如果一次不能自行停止超过 5 分钟，或者如果在两次之间无法完全恢复意识，则需要及时联系医生。大脑每次"火灾"都会烧毁部分脑细胞，常表现为不同程度的记忆障碍、智力下降、呼吸暂停、血压升高等现象，频繁的"火灾"将会给患者的脑部结构造成很大的影响，比如精神异常、痴呆、脑萎缩、脑出血等疾病危害。患者常常会因为不能够自我控制，造成人身意外损伤。因此，患者应及时治疗，规范治疗，尽量减少脑损伤。

二、"森林"里的"点火源"——发病病因

癫痫对患者极为有害，是近年来医学界的热点之一。癫痫一出现不仅会打乱患者的正常生活，还会影响患者的身心健康，甚至可出现癫痫持续状态，危及生命，给患者和患者家庭造成很严重的伤害。因此，了解癫痫的"点火源"可以帮助患者在日常生活中预防癫痫，从而避免癫痫的危害。癫痫最常见的"点火源"有很多，但主要总结为以下几点。

1. *感染* 脑部感染后常发生多种并发症，多见于各种脑炎、脑膜炎、脑脓肿等疾病，这些疾病往往会引起癫痫发作。

2. *外伤* 通常由于一些外在原因导致头部受伤，严重的脑损伤可能会成为癫痫发病的病灶，颅脑外伤是婴儿期症状性癫痫的常见原因。

3. *中毒* 铅、汞、一氧化碳、乙醇等中毒可引起癫痫发作。

4. *某些全身性疾病* 如肝性脑病、肾炎、尿毒症等都可引起癫痫发作。

5. *营养代谢疾病* 低血糖、糖尿病昏迷、甲状腺功能亢进症、维生素 B_6 缺乏症等可引起癫痫发作。

6. *颅内肿瘤* 胶质瘤、脑膜瘤、星形细胞瘤等也是癫痫最常见的原因。

7. *脑血管病* 脑血管病癫痫在中老年人中更为常见。出血性和缺血性脑血管疾病可引起癫痫。

8. *变性疾病* 如结节性硬化症、阿尔茨海默病等。

9. *其他* 严重或频繁发热的儿童惊厥发作可能引起局部脑缺氧或水肿，后来导致癫痫。

虽然癫痫的"点火源"有很多，但并不是所有的癫痫患者都能找到"点火源"，这就是我们所说的原发性癫痫。因此，在癫痫发作的过程中，掌握其临床类型及其相应临床表现对采取科学的、合理的方法进行治疗有很大帮助。

三、"火源" 的多样化——分型及临床表现

癫痫是由脑细胞的异常放电引起的，并且不具有传染性。患者在没有受到"攻击"的情况下可以与普通人相同的方式学习、工作和生活（包括结婚生子）；一旦"点火源"开始攻击脑组织，癫痫的临床表现就多种多样，但它们的特征是短暂的、刻板的、间歇性的和反复发作的。

（一）"火源" 的种类不同

1. ***原发性（功能性）癫痫***　　原发性癫痫包括特发性癫痫和隐源性癫痫，病因尚不清楚。大脑中没有可导致癫痫发作的结构性损伤或功能障碍，这可能与遗传因素密切相关。

2. ***继发性（症状性）癫痫***　　继发性癫痫也称为症状性癫痫，可以识别病因，其常见原因是先天性异常，或获得性癫痫，如脑外伤、脑血管疾病、颅内肿瘤、神经系统疾病等。临床上，它可以根据患者的病史和脑电图进行诊断。

（二）"火源" 的燃烧面积不同

1. ***全面性发作***　　大多患者在癫痫发作初期就会出现意识丧失，据脑电图和临床症状来判断，此类发作常起源于双侧脑部。

2. ***部分性发作***　　主要是大脑半球局部神经元异常放电，包括：①单纯部分发作，无意识障碍；②复杂部分发作，有意识障碍。

（三）"火源" 燃烧的持续时间不同

1. ***癫痫大发作***　　即全身性强直-阵挛性发作（GTCS），其特征在于意识丧失和全身抽搐。起初会出现意识丧失、跌倒，后续发作可分为强

制期（全身骨骼肌持续收缩）、阵挛期（肌肉交替性收缩与舒张）及发作后期（短暂阵挛，以面部和咬肌为主）。

2. 癫痫持续状态 任何类型的癫痫都可以发展为癫痫持续状态。如果患者的癫痫发作时间超过 5 分钟，可能导致神经元损伤，则有必要考虑癫痫持续状态的诊断。从临床经验来看，可以将出现持续 10 分钟以上电抽搐动作，或两次发作间期患者的意识状态没有完全恢复作为一个临床判断标准。需要注意的是此类症状也是临床最危急的危重症。

3. 小发作 属于癫痫的一种较常见类型。典型的小发作是突然中断心理活动，意识丧失，伴有肌肉痉挛或肌张力丧失，癫痫发作几秒钟至 10 秒以上，通常不超过 30 秒。他们中的大多数有不同程度的意识障碍和显著的思维、感知、情绪和精神运动障碍。有时，由于幻觉和妄想，可能会发生伤害他人和自伤等暴力行为。

四、浇灭"火源"——规范治疗

癫痫的最终治疗目标不仅是控制癫痫发作，更重要的是改善患者的生活质量。随着医学的进步，已经开发了用于癫痫的各种治疗选择，包括药物治疗、手术治疗等。

1. 药物治疗 药物治疗是癫痫最重要的治疗方法之一。它可以帮助患者维持或恢复原始的生理和社会心理支持状态。在治疗过程中首先应确定是否用药。经医生诊断后，确认该患者需要用药物进行控制疾病的进展时，家属及患者就需要根据自己的意愿进行酌情选择用或不用抗癫痫药物。其次，根据医生对疾病类型的分析、提供药物作用和副作用的相关知识，例如，苯妥英钠是癫痫发作和局部癫痫发作的首选药物，卡马西平是精神运动性癫痫发作患者的首选药物。丙戊酸钠适用于预防和治疗各种类型的癫痫。最终，在家属的知情同意下正确选择服用药物。所选药物应达到控制癫痫发作和改善心理行为异常的目的。由于抗癫痫药物需要坚持长期服药，大多数药物都有不同程度的不良反应，主要包括特异性不良反应、慢性不良反应、剂量相关性不良反应等。患者需要在用药期间监测每月血尿，以便于观察肝功能状况。大多数不良反应是短暂的，可以通过缓慢减少剂量来消除。除此之外，尽可能单一药物小剂量治疗，在病情不受控制的情况下，可根据医嘱适当的增、减药物或停药、换药以及考虑选用合理的联合治疗。

2. 手术治疗 手术治疗可以使部分患者癫痫发作停止或减少，但患者在手术后仍需要服用抗癫痫药物 1～2 年。采取手术治疗必须通过严格的术前评估，必须严格符合手术适应证，而且源区的综合定位是手术治疗成功的关键。对于脑部疾病患者，如颅内肿瘤、血管畸形、先天性皮质发育不良和其他症状性癫痫、难治性癫痫和颞叶癫痫，手术治疗可以实现癫痫停止发作并缓解，尤其是颞叶癫痫。

五、"森林" 要呵护——健康教育

（一）打破"传说"， 拒绝"听说"， 远离误区

随着智能手机的普及，越来越多的人体会到了网络信息时代的快捷方便，信息资源实现了更大共享空间。正因为信息共享，很多虚假信息容易被大众所浏览、传播，从而影响了大部分非专业人员对某些专业知识的认知。其中，尤为可怕的是容易引起患者对疾病相关知识的误解，继而给患者的身心健康带来严重的损害。为此，我们对癫痫的常见误区具体总结如下。

误区一：患者抽搐，就是癫痫病

癫痫的主要症状是抽搐，但并不是独有症状。因为其他疾病也可引起抽搐，例如惊厥、低钙惊厥、儿童抽搐、低血糖惊厥不属于癫痫类。此外，某些类型的癫痫患者没有抽搐，如失神发作、腹部癫痫、头痛性癫痫等，因此抽搐的发生不等于癫痫发作。

误区二：治病心切，大剂量服药

不少患者在确诊癫痫后，由于控制癫痫发作的心情迫切，便开始自行大剂量服药或短时间内快速增加药量，从而导致副作用发生率增加。更有甚者，随意间断服药，这类做法对患者自身来说是不可取的，不仅容易诱发癫痫发作加重，而且发作频率也会随之增加。因此，在治疗中应严格按照医生的要求，从小剂量用起，并缓慢增加剂量，争取使用最小剂量，达到最佳的控制效果。

误区三：手术可根治癫痫，不需服药

手术是治疗癫痫的一种手段。但是很多癫痫患者不喜欢服药，误认为只有手术才可能"根治"癫痫。首先，不是任何类型的癫痫都可以用手术来治疗，必须达到相应的手术指征，才能采取手术治疗方案。即使在手术后，仍然有复发的可能性。癫痫患者的治疗一般分为以下两类：①原发性癫痫，主要采用药物治疗；②继发性癫痫：指颅内肿瘤、血管畸形、外伤瘢痕等引起的癫痫，主要采用手术治疗。其次，部分药物难治性癫痫，通过影像学和神经电生理学可以确定癫痫灶的准确范围，也可以考虑手术治疗。

误区四：癫痫具有遗传性，癫痫患者不宜生育

一般说来，癫痫是有遗传性的。我国法律也没有明确禁止癫痫患者生育。然而，从优生学的角度来看，癫痫患者应该避免与有抽搐史的人结婚。此外，女性癫痫患者应在病情稳定后再进行分娩计划。

误区五：癫痫患者不能参加工作

由于癫痫发作突然，癫痫患者在选择职业时应该避免盲目性。应该依照以下几个原则：①工作环境要对自身安全，避免高空作业、火炉边作业、爆破作业等；②工作环境不会形成发作诱因，如避免强噪音、强刺激、强体力等工作环境；③工作环境要对他人安全，如避免驾驶交通工具、指挥工作和一些特殊的社会工作等。总的来说，癫痫患者是可以参加工作的。

误区六：几种抗癫痫药合用，效果一定会比单一用药好

抗癫痫药物的使用原则是小剂量开始，单一使用，必要时可合理联合用药，规律服用，疗程要长，缓慢减药，定期复查。适当剂量的抗癫痫药即可以满意地控制癫痫发作。多种药物的组合也容易导致慢性中毒，药物之间的相互作用也会影响药物的疗效，增加副作用，使癫痫发作频繁，增加患者的经济负担。如果单一药物无法控制发病，应分析病因，并在医生指导下合理选择用药。

误区七：西药治疗癫痫，需要终身服药

在患者确定药物治疗计划后，有必要遵循医生的建议并合理使用该

药物，直至症状完全控制约 4 年，然后慢慢减少药物。如果合理用量的西药治疗后不能控制其癫痫发作，且有明显的毒副作用，还可以选择中药治疗，逐步用中药代替西药。因此，抗癫痫药物的原则是坚持长期服药，缓慢停药，无需终身服药。

误区八：药物有副作用，不能长期服用

很多癫痫患者及家属担心长期服药有副作用，尤其对于处于生长发育期的青少年来说，担心长期服药会导致孩子智力异常、肝功能异常、过敏反应等现象，从而出现随意减药、停药，或发作时服药、不发作就停药等不合理做法，甚至错误地选择其他药物替代抗癫痫药物。结果病情反反复复，长时间不能控制。按现实状况来说，抗癫痫药只要选药恰当、剂量合理、定期监测，一般不会有严重的副作用。所以，正确的做法是，即使服药后病情得到控制，也要遵医嘱服药 3～5 年。不可以突然停药，不然会诱发癫痫持续状态。

（二）癫痫患者的居家安全管理

① 从自身角度来说，癫痫患者最主要的自救措施就是随身携带抗癫痫药物，在发生癫痫先兆症状时立即服用，保证自身安全。如果已经发生癫痫发作，则不宜喂水、食物和药物以避免呛咳和窒息。

② 作为家庭成员，患者生病时应保持冷静，观察癫痫发作的初始症状、抽搐的开始时间、头部和身体是否存在抽搐症状，同时还需要观察僵硬和抽搐的对称性，有无意识丧失，以及症状的持续时间等。这些临床表现对癫痫的诊断和分类以及随后的治疗具有重要价值。

③ 癫痫发作期间可能发生的意识丧失、面部瘀伤、屏气和其他迹象很容易被误认为是心脏骤停。应在避免用力按压肢体防止骨折及脱臼症状的同时，刺激或点压水沟人中和合谷等穴位，在确保患者安全的情况下等待患者发作结束。如果在癫痫发作停止后，患者仍然没有反应和呼吸，应结合实际情况进行心肺复苏。

④ 在患者发作期间，如果可能，可以使用手机及时联系患者家属或医生，以便在他们的指导下进行操作。需要特别指出的是，绝大多数癫痫发作会在 1～2 分钟后自行停止，患者清醒通常需要 5～10 分钟。我们可以通过向患者询问一些问题来帮助判断患者是否清醒，例如：您叫什

么名字？现在几点了？如果患者能正确回答，就意味着意识清晰。相反，则尚未恢复，此时患者不应该被单独留下。

（三）紧急补救独一无二的"森林"——院前急救

许多人看见癫痫患者发作时容易惊慌失措，从容面对突发癫痫患者的主要内容有防窒息、防自伤、防伤人、防药物使用不当等，具体措施如下。

① 当癫痫患者突然发作时，迅速让患者进入仰卧位，松开衣领，将患者的头部向一侧倾斜，并打开患者的口腔。使患者在避免咬伤自己的同时，让口腔分泌物自行流出，防止唾液进入呼吸道并引起吸入性肺炎。同时，应抬起患者的下颌以防止气道阻塞并引起窒息。

② 如果癫痫大发作持续时间大于 5 分钟，或连续发作且发作间歇患者意识没有恢复正常，则应立即呼叫急救车，迅速到医院救治。

此外，我们可能还会遇到一些其他类型的癫痫发作，这些癫痫发作略有不同。例如：失神发作又称"小发作"，持续时间短暂，几乎不会引起跌倒、外伤，所以通常不需要急救。对于复杂的部分性癫痫发作，患者具有不同程度的意识障碍，并且大多数患者伴有一些看似有目的性的动作或行为，通常称之为自动症，如手部反复做某个动作、原地转圈、行走或奔跑等。患者复杂部分性发作时身体受到外伤的可能性相对小，因此大多数情况下目击者静观其变即可。

六、"森林" 重守护——癫痫的防治

患者一旦被诊断为癫痫，最可靠的预防和治疗方法是按时和按量服用抗癫痫药物，并尽快控制发作。服用药物不仅要严格遵照医生的指示，还要及时复查。当患者开始服用药物时，应该从小剂量开始，坚持长期使用，通常在最后一次发作控制后 2～5 年可以根据医生的建议慢慢减药，减药过程不少于 3 个月，一般持续时间为 1～2 年。如果病情无法控制，应逐渐添加或更换药物并使用联合药物。停药或换药应在医生指导下进行。服药期间如果发现有药物副作用，如服药后经常出现嗜睡、头晕、恶心等身体不适症状，应及时通知医生，医生应负责相关检查，并按照医生的指示进行药物治疗。

在日常生活中，有必要避免因过度疲劳、暴饮暴食、患感冒和发热引

起的各种癫痫发作。加强体质锻炼，起居有规律，饮食上要忌辛辣的食物及甜食，以及酒、浓茶、咖啡、可乐等刺激性食物。严禁在夜间进行驾驶、游泳、独自外出等活动。尽量避免长时间看电视、玩游戏机、使用电脑和移动电话，不参加下棋和打麻将等刺激性活动，以确保情绪保持稳定。

第七节 —≫

"最熟悉的陌生人"：急性脊髓炎

感染在大家眼中是一个老生常谈的问题，一旦我们人体局部被感染，轻则感冒、发热、化脓、伤口难以愈合，重则需要截肢、瘫痪甚至威胁到生命。当细菌、病毒、真菌、寄生虫等病原体侵入人体，在体内生长、繁殖，导致机体的正常功能、代谢、组织结构破坏，引起局部组织发生损伤性病变和全身性炎症反应时，医学上便称之为感染。感染的途径变幻莫测，可以以单一病原体的形式存在，也可以是多种病原体共同存在。感染所导致的疾病种类有很多，唯独急性脊髓炎最为"狡猾"。首先，它并非是直接感染所致，其次，发病前期症状大多以感冒、发热为主，因此，常常不能在第一时间将它发现，对患者的生活质量和心理情绪带来了极大的影响。

一、"陌生人"并非陌生人——定义

急性脊髓炎这个名称对大多数人来说都很陌生，但是它的首发症状却是大家最熟悉的感冒、发热等，所以这个疾病对于很多人来说，犹如"最熟悉的陌生人"一般。脊髓是中枢神经系统的重要组成部分，上端与颅内的延髓相连，下端至第 1 腰椎下缘，是脑组织向四肢和躯干传递的神经通路，布满神经细胞和神经组织。脊髓各节段也各有分工。脊髓是脑和周围神经的桥梁，外界对人体的各种刺激由脊髓传递给脑，再由脑发出指令由脊髓传递，指示人体对周围环境及情况作出相应的反应。当各种感染引起自身免疫反应，导致急性横贯性脊髓炎性病变时，我们便称之为急性横贯性脊髓炎，简称急性脊髓炎。急性脊髓炎在青壮年中的发病率比其他年龄段人群更高，此病发病急骤且会在短时间内出现多种症状，比如出现感觉缺失。

二、了解"陌生人"的来历——病因

急性脊髓炎现阶段尚未有文献明确指出其病因。目前认为本病可能是由病毒感染所引起，多数患者在脊髓症状出现前1～4周有病毒感染症状，如发热、上呼吸道感染等。脑脊液检测其并无病毒抗体，且脑脊液中未分离出病毒，目前认为本病非直接感染，而是与病毒感染后自身免疫反应有关。外伤、劳累等为发病诱因。

三、"陌生人"的入侵影响——临床表现

急性脊髓炎病变可累及脊髓的任何节段，以胸髓（$T_3 \sim T_5$）最常见，因为血供差；其次为颈髓和腰髓。病变部位脊髓肿胀、质地变软，软脊膜充血、有炎性渗出物，脊髓内血管周围有炎性细胞浸润，以淋巴细胞和浆细胞为主。脊髓严重损害时可出现软化、坏死，导致脊髓萎缩、终身瘫痪。本病发病急，多数于数小时或数日出现病变部位以下运动障碍、感觉障碍、自主神经功能障碍。

（一）运动障碍

急性脊髓炎起病急，进展快。脊髓炎初期为休克期，瘫痪肢体肌张力降低、腱反射消失，在2～4周病情便逐渐进入脊髓恢复期，肌张力、腱反射逐渐增高，同时也会呈现病理反射。脊髓恢复期时，患者肢体肌力是从肢体远端开始慢慢向上恢复。休克期的时间长短取决于脊髓损害的严重程度以及有无出现并发症，如肺部感染、尿路感染等。当脊髓损害严重，肢体屈肌张力增高，对下肢稍有刺激，都会出现下肢屈曲反射，同时伴有出汗、竖毛反射、二便自动排出等现象，相较而言预后效果差。如若病变部位在颈髓则会引起呼吸困难。

（二）感觉障碍

损害平面以下所有感觉消失，感觉消失的平面上缘可有感觉过敏或束带感。感觉平面随着疾病的恢复逐渐下移，但比运动功能恢复得慢。

（三）自主神经功能障碍

脊髓休克期出现尿潴留、尿失禁，在病变平面以下会有肢体少汗、皮肤干燥、无汗、脱屑、苍白、水肿等症状；病变平面以上出现出汗过度、皮肤潮红等自主神经反射异常表现。

四、抵御"陌生人"的入侵——治疗

1. 一般治疗

① 维持呼吸功能，对于高颈髓病变引起的呼吸困难应及时给予处理，如吸氧、吸痰，必要时给予气管切开。

② 尿潴留患者及时给予留置导尿，并定期夹闭和放开引流。当膀胱功能恢复时可拔除尿管。

2. 药物治疗

（1）消炎、抗过敏、抗病毒：疾病早期采用激素短期冲击疗法，其后改为醋酸泼尼松片口服，根据疾病的恢复逐步减量。醋酸泼尼松片主要用于过敏性与自身免疫性炎性疾病。根据实验室检查结果合理选用抗生素，及时治疗呼吸道感染及尿路感染。抗病毒类可选用阿昔洛韦等药物。

（2）脱水：疾病早期脊髓水肿，适当应用脱水剂可减轻水肿，如20％甘露醇快速静脉滴注。

（3）改善神经功能：B族维生素、甲钴胺、维生素C、胞磷胆碱、辅酶Q10等药物。

（4）调节免疫：根据患者体重，每日使用大剂量免疫球蛋白静脉滴注。

有研究显示，采用甲泼尼龙琥珀酸钠结合丙种球蛋白联合治疗，起效快、疗效好，能够更快恢复脊髓功能，值得推广。

五、远离"陌生人"的侵害——预防保健

（一）饮食护理

① 进食营养丰富且易消化的食物，忌食刺激性粗糙食物，加强营养。使用糖皮质激素治疗过程中，多食低钠、高钾的食物，如鲜玉米、橙子、香蕉等，同时注意含钙食物的摄取和补充维生素D，用来减轻激

素的副作用。多食含高纤维素的食物，可以保持大便的通畅。

② 每日多饮用温水，摄水量 1500mL 以上，多排尿，防止泌尿系统感染。

（二）功能锻炼

① 急性期：主要卧床休息，患者及患者家属可帮助患者进行肢体的被动运动，保持功能位。从简单的肌肉收缩开始恢复对肌力的训练，越早开始越有助于患者受损肢体的恢复。

② 恢复期：鼓励患者尽早做卧、坐训练，下床主动运动，锻炼上下肢力量，减少肌肉萎缩的程度。先用两手由上而下捏拿患者瘫痪的上肢肌肉，重点按揉和捏拿肘关节、肩关节、腕关节，用左手托住患者的腕部，用右手捋患者的手指每次 5 分钟；继续用两手由上而下捏拿患者瘫痪的下肢肌肉，重点捏拿和按揉髋、膝、踝关节，然后用手掌将下肢轻抚几遍。患者在进行康复训练时应避免摔倒，其运动量、运动时间应在康复医生指导下量力而行。

（三）用药护理

① 急性脊髓炎的药物治疗主要是使用糖皮质激素，患者在使用大剂量的激素后可能出现副作用，如满月脸、水牛背、水肿、低钾血症、痤疮、失眠等，在激素停止使用后症状会得到好转，不用过于忧心、焦虑。

② 激素需在医生指导下服用，后期逐渐减量，不可自作主张停药、换药或加量。服药后可能诱发或加剧感染、导致胃十二指肠溃疡等，服用激素药时可遵医嘱服用保胃药；激素药可能会导致出血倾向，需要观察患者有无呕血，胃内容物是否为咖啡色，是否有黑便，黑色的大便也可能与食用的食物有关，黑便若是像柏油样油亮可能提示消化道出血，应及时就诊。

③ 激素的使用可能带来血糖和血压的变化，因人而异，需定期监测血糖、血压，发现异常及时就诊处理。

④ 关注患者有无关节的不适或者疼痛，是否发生股骨头或者关节坏死，有无骨质疏松的问题，应适量地补钙。

⑤ 服用激素药后失眠的患者，可采用戴眼罩、保持周围环境安静舒适、听轻音乐等方式助眠，失眠严重患者在医生的指导下，可用药助眠。

（四）呼吸护理

当脊髓病变位置较高时，会引起患者肋间肌性能下降，进而影响到呼吸功能，所以呼吸道护理尤为重要。护理时观察患者呼吸频率，及时清除口腔内分泌物，出现呼吸困难及氧饱和度下降时遵医嘱给予氧气吸入。患者有痰时，如果能自主咳痰，鼓励患者自行咳痰；如患者无法自主咳痰，遵医嘱予静脉用化痰药或雾化吸入化痰药，必要时给予吸痰。

如患者气管切开，则需注意管路护理。保持室内清洁、空气清新，室温控制在 22～24℃，湿度控制在 50%～60%。每小时给予气道湿化，湿化时注意无菌操作。

（五）生活护理

① 天气变化时，叮嘱患者注意添减衣物防止感冒，平时不要过于劳累，量力而行，劳逸结合；禁用热水袋，防止患者因感觉障碍而烫伤，可用温水擦身保持清洁，减少感染的同时促进血液循环。

② 患者应穿柔软的纯棉衣物，汗湿时及时更换，定时清洗；保持床单、被套的清洁、干燥、平整；保持皮肤的干爽，防止压疮，有条件的给予气垫床，骨隆突处给予水胶体敷料（安普贴）进行保护，定时翻身一次，避免暴力的拖、拉、拽等动作。

③ 鼓励有效咳嗽，指导患者深吸气从肺部深处咳出呼吸道分泌物，定时更换体位，自外而内、自下而上叩背，促进痰液的排出。

（六）心理护理

急性脊髓炎随之而来的后遗症，实实在在地影响着患者的生活质量，难免对患者的心理带来冲击，使患者对未来发展产生迷茫感。根据患者的心理承受能力，患者家属应站在患者的角度思考问题，换位思考，及时沟通，努力做好患者与医护之间的"桥梁"，拉近患者与医护之间的距离。在治疗过程中，理解患者，且鼓励患者释放内心的情绪，使得患者心理得到缓冲，减少紧张、焦虑、悲观的情绪，坚定患者战胜疾病的信心，与医护人员一起给予患者心理上的支持，降低患者负面情绪的产生。关注患者心理的实时变化。自行无法调节的患者可寻求精神科医师的帮助。

第八节 ━━➤➤

人体"伐木工"：吉兰-巴雷综合征

通常情况下，感冒几乎人人都经历过，虽然不是什么大毛病，但它也有可能导致一些小概率事件的发生，比如感染性心内膜炎，以及"瘫痪"。至于这个瘫痪，则可能是因为得了一种叫"吉兰-巴雷综合征"的自身免疫性疾病。这种疾病在发病前多有胃肠道和呼吸道的前驱感染，比如感冒，研究表明该病与感染后继发的免疫反应有关。换句话说就是，感冒的时候人体启动的防御机制迟迟没有上阵杀敌，却被策反叛变，开始攻击自身正常组织。得了这种病后，会逐渐出现相应的症状，主要为四肢对称性无力，严重时可出现瘫痪表现，累及呼吸肌时可出现呼吸困难，累及脑神经可以出现面瘫、喝水呛咳。病情最重的时间，通常发生在起病后 12 小时至 28 天以内，症状大部分在 2 周左右到达高峰。所幸的是该疾病的致死率并不高，约 3％左右，大部分患者经过积极治疗后可以完全康复，生活不受影响，不过如果病情严重的话也有可能遗留后遗症。

一、何为人体"伐木工"——定义

如果把人体比喻成一棵大树，那么周围神经就是大树的枝干。周围神经是一个错综复杂而及其有规律、范围宽广而精密的系统。一旦生病，周围神经这根粗壮的"枝干"也会罢工，而且病得极快。吉兰-巴雷综合征在生活中属于罕见病症，在成年男性中更为多见，各年龄的人群均可遭受影响，是一种自身免疫介导周围神经病，它就像人体的"伐木工"，主要损害多数神经根和周围神经，也常累及脑神经。可能影响控制肌肉运动的神经以及传达疼痛、温度和触觉感受的神经，一般从腿部开始，可蔓延至手臂和脸部，会出现肌肉无力和感觉缺失。临床多为急性起病，通常会出现脑脊液蛋白-细胞分离，这是吉兰-巴雷综合征的标志性现象。

二、"伐木工" 的来源——病因

吉兰-巴雷综合征目前没有明确病因，但是临床及流行病学资料显示，在出现吉兰-巴雷综合征之前往往有感染的存在，大多情况可能与空肠弯曲菌的感染有关，患者常在腹泻停止后发病。也可能因为疫苗的使用或者外科手术而诱发。在 2016 年 2 月，寨卡病毒在全球暴发，被列为国际紧急卫生事故，经相关研究表明，寨卡病毒的感染与罹患吉兰-巴雷综合征有关。

三、工作时的"伐木工"——分型及临床表现

（一）急性炎症性脱髓鞘性多发性神经炎（AIDP）

AIDP 是吉兰-巴雷综合征中最常见的类型，也称为经典型吉兰-巴雷综合征。一般急性发病，在发病前大多会出现发热、呕吐、腹泻等，我们常常以为只是普通的感冒、吃坏东西拉肚子等症状都可能会是感染的前驱事件，这些都不容小觑。

AIDP 临床表现如下。

① AIDP 没有年龄层和时间的限制，任何年龄、任何季节均可发病，并且起病急骤。

② 一般在出现症状之前会有腹泻和感染发生，也存在外科手术、疫苗接种等前驱事件。

③ 主要表现为迟缓性肌无力，并且大多是由下肢向上肢进展性延伸，严重时会因呼吸肌的疲乏而出现呼吸困难，腱反射常减弱。

④ 患者会出现四肢远端感觉障碍，双下肢有刺痛、麻木等不适感，感觉缺失导致手上像戴了手套，脚上也像穿上了袜子一般。

⑤ 一部分患者出现眼睑下垂、吞咽困难、饮水呛咳等面部或者延髓部的肌无力表现，并常常以此为初始症状来院就诊。

⑥ 少数患者出现心动过速、皮肤潮红、心律失常、大小便功能障碍等。

（二）急性运动轴索性神经病（AMAN）

AMAN 以广泛的运动脑神经纤维、脊神经前根及运动纤维轴索病变为主。

AMAN 临床表现如下。

① 大多发生在儿童时期，并且国内起病大多在夏秋季节。

② 在发病前会出现腹泻和上呼吸道感染，大部分是由空肠弯曲菌所引发的感染。

③ 起病急骤，症状最严重的时间平均在 6～12 天，少数会在 1～2 天内就出现。

④ 典型的症状是肢体无力，严重时还会因呼吸肌的功能减退而引起呼吸窘迫。腱反射的减弱或者消失与肢体肌力的减退程度是一样的，呈正相关的状态，当肌无力症状较轻，则腱反射减弱程度较小；当肌无力症状较重，则腱反射减弱程度较大。感觉异常如灼烧感等并不明显。

（三）急性运动感觉轴索性神经病（AMSAN）

AMSAN 以广泛神经根和周围神经的运动与感觉纤维的轴索变性为主。

AMSAN 临床表现如下。

① 发病较急，症状达到高峰的时间和急性运动轴索性神经病相同。

② 除了存在对称性肢体无力的症状以外，还有脑神经运动功能受累，较为严重的情况就是呼吸衰竭。同时会出现灼烧感、麻木感等不适的感觉障碍，甚至还会出现感觉性的共济失调，常有心律失常、皮肤潮红等自主神经功能障碍。

（四）Miller - Fisher 综合征（MFS）

该病大多以眼肌麻痹、共济失调和腱反射消失为主要临床特点，这便与其他类型的吉兰-巴雷综合征存在很大的差异。

MFS 临床表现如下。

① 发病年龄与时间不受限制，任何年龄段和各个季节都可发病。

② 前驱症状与其他几种类型一样，并且都是急性起病的。该病的患者大多会因为出现复视、眼睑下垂、瞳孔散大而就诊眼科，但是经过治疗效果并不好，从而转神经内科就诊。MFS 也会出现四肢麻木、眩晕和共济失调。

四、与"伐木工" 斗智斗勇——治疗

（一）一般治疗

① 由于该病的前驱症状都存在腹泻和感染症状，所以首先考虑有空肠弯曲菌的感染，一般用大环内酯类抗生素进行抗感染治疗。

② 呼吸肌麻痹是吉兰-巴雷综合征主要的死亡原因之一，也是减少病死率和提高预后的关键所在，所以一旦发现患者出现烦躁不安、呼吸窘迫、脸色发绀的情况，应该立即将患者置于监护室，密切观察患者的生命体征，定时翻身、拍背，保持呼吸道通畅，通过血气分析监测患者的血氧饱和度，及时吸痰，清除分泌物，观察呼吸肌的麻痹程度，备好抢救物品，出现呼吸肌麻痹影响正常呼吸时，行气管插管或气管切开，通过机械辅助通气，加强气道湿化，预防感染。

③ 保持充足的营养支持，对于吞咽困难和饮水呛咳的患者，需给予鼻饲营养，以保证每日足够的热量、维生素，防止水、电解质紊乱。当合并有消化道出血或者胃肠麻痹者，则给予静脉营养支持。

④ 重症患者需要连续心电监护，当出现窦性心动过速时，不必惊慌，这是正常的，无需特殊处理。但是出现严重心脏阻滞及窦性停搏时应立即报告医生，根据严重程度判断是否要植入临时性心内起搏器。

（二）免疫治疗

1. 血浆交换（PE） 可以直接清除患者血浆中的致病因子，肃清身体的"守卫军"淋巴细胞和吞噬细胞，并且恢复其功能，减轻体内的异常免疫反应，重新建立防线。但是存在心律失常、凝血功能障碍以及严重呼吸道感染的患者建议谨慎进行血浆交换。

2. 静脉注射免疫球蛋白（IVIg） 价格昂贵，建议有条件的患者使用，能够很好地抑制"眼盲"的白细胞及其他炎性细胞因子的免疫反应，防止其对正常细胞的"残害"，与血浆交换相比相对安全，所以一般作为较为严重的吉兰-巴雷综合征患者的一线用药。当出现发热面红、恶心呕吐、轻微头痛的症状时不用惊慌，这些是常见副作用表现，临床显示只要减慢输液的速度就可以缓解，若症状没有消失，直接停药即可。

3. 糖皮质激素 具有减轻炎症及水肿和免疫抑制的作用，虽然国内外对其仍有争议，但是当无条件进行血浆交换和免疫球蛋白静脉输注的时候，糖皮质激素也不失为一种有效的治疗药物。

4. 神经营养 补充维生素 B_1、维生素 B_{12} 等。

5. 康复治疗 病情稳定后，早期进行康复锻炼，包括被动或主动运动、理疗运动、针灸及按摩等，促进血液循环，以预防失用性肌萎缩和关节挛缩。

五、康复护理要牢记——健康宣教

（1）心理护理：此病起病急骤，进展迅速，患者常常因为呼吸费力而倍感恐惧、焦虑，害怕自己突然呼吸停止，以及后面也许要面临的插管和气管切开。应该叮嘱家属主动关心患者，耐心倾听患者的感受，并向患者阐述其病情的经过和预后，以及后期可能需要机械通气的重要性，以便更好地治疗。

（2）维持一个舒适整洁的病房环境，可开窗通风，保持空气清新，室温保持 18～22℃，湿度保持 50％～60％，如果条件允许，尽量布置温馨一些，减少患者进入陌生环境的紧张感。

（3）协助患者进食，以高蛋白、高维生素、易消化的软食为主，多吃新鲜的蔬菜、水果，对于吞咽反射消失、已经使用机械辅助呼吸的患者要及时留置胃管，保证机体的营养供应，维持水、电解质的平衡，保持大小便通畅。

（4）按时用药，指导患者进行有效的深呼吸和正确的咳嗽方式，保持呼吸道通畅，按需吸痰，预防感染。床单位清洁、干燥，定时翻身拍背，感觉障碍者禁用热水袋，防止烫伤。患者外出需家属陪伴，以免发生意外，注意保暖，防止受凉感冒。

（5）早期进行肢体主动与被动运动，使用脉冲治疗仪进行物理疗法，同时结合针灸、按摩，促进血液循环，防止压力性损伤和深静脉血栓的形成，需循序渐进，不可急于求成。鼓励患者进行穿衣、行走、吃饭等日常生活自理能力提升的训练，可在需要时协助。

生活就是这样，你无法预料它会带给你什么，明智的做法就是接受必须接受的，改变能够改变的。比如，改变不了肢体无力的症状，但可以改变自己的生活方式；改变不了生病的事实，但可以改变面对疾病的态度；改变不了过去的病痛，但可以改变现在消极的治疗态度。看淡是一种精神的解脱，它会促使我们从容地走自己选择的路，做自己的事。这既是对自己的爱护，也是对生命的珍惜。看淡人生，不是放弃追求，而是让人以豁达的心态去面对生活。只有这样，才不会被生活击倒，才能活出自己的精彩。

第九节 ➡➤➤
一个关于"电路"的故事：重症肌无力

一提到"重症肌无力"，人们往往会感到恐惧，仅仅是因为病名里含有"重症"二字。在很多人看来，"重症肌无力"顾名思义就是全身无力，卧床不起，甚至有人将其与绝症挂钩。这是误解，虽然重症肌无力是一种缓慢进展性疾病，病程长花费大，且病况简单易复发，往往来得无声无息、让人防不胜防，但绝不是无法医治的，千万不能悲观绝望而拒绝治疗。俗话说"既来之，则安之"，增强自身抵抗力和它作斗争，直到最终战而胜之，这才是抵抗所有慢性疾病的秘诀。

一、"插座"引发的"短路"实质——定义

重症肌无力（MG）是一种由乙酰胆碱受体（AChR）抗体介导、细胞免疫依赖、补体参与，累及神经肌肉接头突触后膜，引起神经肌肉接头传递障碍，出现骨骼肌收缩无力的获得性自身免疫性疾病。通俗讲就是在神经和肌肉接头的地方出现了问题，肌肉就无法展示出力量，若将神经比作电路里起传导作用的电线，肌肉比作发光的灯泡，问题不是出在"电线"上，也不在"灯泡"上体现，而是由于"插座"（神经、肌肉接头处）而引发了短路，导致"灯泡"无法正常运作，这就是重症肌无力。其主要临床表现为骨骼肌无力、易疲劳，活动后加重，显著的特点是肌无力于下午或傍晚劳累后加重，晨起或休息后减轻，此种现象称之为"晨轻暮重"，应用胆碱酯酶抑制剂后症状明显缓解、减轻。很多人往往会将这些症状归结于亚健康，或者认为是自己没有休息好所致，导致

忽略自身情况没有及时就诊。

二、"插座"内"元件"的损坏原理——发病原因

1. 过度劳累、精神紧张 如果患者长期加班,晚上也无法安眠,精神始终处于紧绷状态,便可能诱发重症肌无力。这就需要我们在日常生活中秉持着平常心,通过良好的解压方式释放出自身的压力,保持着愉悦的心情,尽量不要熬夜,缓解失眠症状。

2. 遗传因素 重症肌无力与遗传有一定的联系,若家族里存在有这种疾病发病史,建议定期去医院检查是否有相关方面的隐匿症状。

3. 病毒感染 重症肌无力的诱发可能与免疫功能低下和胸腺慢病毒的感染有关,在平时要警惕发生感冒,可以为了提高身体免疫能力而进行适当的锻炼,不能做剧烈运动。

4. 食物中毒与污染 日常饮食很关键,远离不洁食物,尽量少吃生肉和含有细菌的海鲜,摒弃不良的饮食习惯,饭前勤洗手。

5. 营养因素 长期的营养不足也可能会诱发重症肌无力,所以要注重膳食均衡,荤素搭配,不可偏食。

6. 自身免疫异常 通过临床研究发现,重症肌无力的患者可能在还未出现临床症状的时候,就已有多项免疫指标异常,所以定期体检十分重要。

三、"短路"引发的后果——临床表现

① 患者全身骨骼肌均可受累。但在发病早期可单独出现眼外肌、咽喉肌或肢体肌肉无力;脑神经支配的肌肉较脊神经支配的肌肉更易受累。

② 经常从一组肌群无力开始,逐渐累及其他肌群,直到全身肌无力。

③ 部分患者短期内出现全身肌肉收缩无力,甚至发生肌无力危象。

④ 骨骼肌无力表现为波动性和易疲劳性,晨轻暮重,活动后加重、休息后可减轻。

⑤ 眼外肌无力所致对称或非对称性上睑下垂和(或)双眼复视是MC最常见的首发症状,见于80%以上的患者;还可出现交替性上睑下垂、双侧上睑下垂、眼球活动障碍等。

⑥ 瞳孔大小正常，对光反应正常。面肌受累可致鼓腮漏气、眼睑闭合不全、鼻唇沟变浅、苦笑或呈肌病面容。咀嚼肌受累可致咀嚼困难。咽喉肌受累出现构音障碍、吞咽困难、鼻音、饮水呛咳及声音嘶哑等。

⑦ 颈肌受累，以屈肌为著，出现头颈活动障碍、抬头困难或不能。肢体各组肌群均可出现肌无力症状，以近端为著。呼吸肌无力可致呼吸困难、无力，部分患者可出现肌无力危象，需行人工辅助呼吸。

四、"短路" 的类型——临床分类

一些患者症状限于眼睛，这种叫做眼肌型肌无力症，但有些患者会出现其他肌肉无力的症状，例如吞咽困难、讲话变小声或出现鼻音、四肢无力等，这种叫做全身型肌无力症，又称为广泛型肌无力。

有一位叫做 Osserman 的医生把肌无力依据临床严重程度分为五类。

1. I 型　眼肌型，病变仅局限于眼外肌，临床上出现眼睑下垂和复视，2 年之内其他肌群不受累。

2. II 型　全身型，有一组以上肌群受累。

(1) II A 型：轻度全身型，四肢肌群轻度受累，伴或不伴眼外肌受累，通常无咀嚼、吞咽和构音障碍，生活能自理。

(2) II B 型：中度全身型，四肢肌群中度受累，伴或不伴眼外肌受累，通常有咀嚼、吞咽和构音障碍，生活自理困难。

3. III 型　急性重症型，起病急、进展快，发病数周或数月内累及延髓肌、肢带肌、躯干肌，半年内累及呼吸肌，伴或不伴眼外肌受累，生活不能自理。

4. IV 型　迟发重度型，隐袭起病，缓慢进展。2 年内逐渐进展，由 I、II A、II B 型进展而来，累及呼吸肌。

5. V 型　肌萎缩型，起病半年内可出现骨骼肌萎缩、无力。

五、"短路" 的鉴别——诊断方法

1. 疲劳试验　嘱患者持续上视后出现上睑下垂，或两臂持续平举后出现上臂下垂，休息后恢复，即为阳性。

2. 新斯的明试验　新斯的明 0.5～1mg 肌内注射，20 分钟后肌无力

症状减轻，即为阳性。

3. 电生理检查　低频重复电刺激呈波幅递减，即为阳性，且与病情轻重相关。

4. 血液检验　血清乙酰胆碱受体抗体监测。

5. CT、MRI 检查　胸腺增生、肥大或发现肿瘤。

6. 肌电图检查　通过单纤维针电极测量并判断同一运动单位内的肌纤维产生动作电位的间隔时间延长。

六、传统思想误区

误区一：重症肌无力是绝症，无法治愈了

治愈其实在医学上是一个比较谨慎的话题，究竟什么是治愈，可能答案不一样，但是就重症肌无力这个疾病来说，它是可以控制的，却很难像老百姓说的那样完全去根。目前的治疗无法使重症肌无力消失，但是可以使病情得到控制，特别在发作期，正确的治疗可以促使发作尽快结束，并在缓解期尽量避免复发。随着经验的累积、科学的发展，治疗方案越来越好，诊疗手段越来越先进，存活率越来越高，患者更应该听从医生正确的指导，树立信心战胜疾病。

误区二：严重的肌肉无力就是重症肌无力

严重的肌肉无力并非就是重症肌无力，劳动、走路、营养不良、运动神经元病、脑卒中等均可出现肌肉无力感觉。而且重症肌无力的症状多种多样，并不局限于肌肉无力单一症候群，还伴有眼睑下垂、复视、眼球转动不灵活、咀嚼无力、说话带鼻音、声音嘶哑、表情淡漠、吞咽困难、胸闷憋气等。

误区三：儿童得了重症肌无力会影响正常生长发育

重症肌无力影响的是神经肌肉接头处而导致易疲劳性，不影响肌肉发育，所以是不会影响儿童成长发育的，更不会影响到智能的发育，但是易疲劳、不活动可能会使肌肉不如正常儿童一样发达。

误区四：患了重症肌无力就不能运动了

重症肌无力的特点是活动后加重，故不宜做剧烈的运动，如长跑、长时间游泳、打篮球、踢足球等，但是患者可以进行适当的运动来增强体质、提高机体免疫能力的，比如练太极拳、气功，或者每天散步，单纯眼肌型或轻度全身型患者也可以进行 30 分钟左右的游泳等，并不是完全不能运动。

七、"电路" 的维修——药物治疗和手术治疗

（一）药物治疗

1. 胆碱酯酶抑制剂　对症治疗药物，常用的有溴吡斯的明、甲基硫酸新斯的明，我们将这类药物戏称为"小明"。患者对这类药物也不陌生，"小明"一开始使用时效果很明显，但是当使用了一段时间之后，身体便产生了抗药性，药物的效果就会不明显，所以不能使用单一的药物进行治疗，使用药物的剂量也应该从小剂量逐渐递增。

2. 免疫抑制剂

（1）肾上腺皮质类固醇激素：泼尼龙、甲泼尼龙等，我们将这类药物戏称为"小强"。"小强"是现如今重症肌无力免疫治疗的支柱，短程大剂量激素冲击治疗是重症肌无力治疗的有效方法之一，但是经常服用"小强"也会出现较多的副作用，比如低钾血症、向心性肥胖、血糖一过性升高、失眠、易出汗、月经紊乱、创口愈合不良等。

（2）硫唑嘌呤。

（3）环孢素 A。

（4）环磷酰胺。

（5）他克莫司。

3. 血浆置换　通过血浆置换的方式，暂时缓解重症肌无力患者的症状，如不辅助其他治疗方式，疗效不超过 2 个月。

4. 静脉注射免疫球蛋白　人类免疫球蛋白中含有多种抗体，可以中和自身抗体、调节免疫功能。其效果与血浆置换相当，但是价格昂贵。

5. 中医药治疗　根据中医辨证理论，在治疗上加用中药，可以减少免疫抑制剂带来的副作用，在重症肌无力的治疗上起着保驾护航的作用，

而且有加强自身免疫的疗效。

（二）胸腺切除手术

胸腺切除手术是重症肌无力的有效治疗手段之一。适用于在 16～60 岁之间发病的全身型、无手术禁忌证的重症肌无力患者，大多数患者在胸腺切除术后可获显著改善。

八、"电路" 的维护——日常护理措施

（1）重症肌无力最大的诱发因素就是过度劳累，所以应叮嘱患者平时一定要避免疲劳、感染、寒冷、创伤和精神刺激。

（2）建议患者在生活中保持一个积极乐观的心态，起居有常，按时睡眠，不要熬夜，适当休息，劳逸结合。

（3）叮嘱患者做好日常保护工作。气候变换时要及时增减衣物，防止感冒，避免导致疾病的复发或恶化。

（4）保持周围环境安静整洁，保持室内空气新鲜，减少声、光的刺激，限制探视人数，患者应卧床休息，始终保持良好的心情。对于无法下床活动的患者，应该要定时翻身拍背，指导其肢体处于功能位摆放，及时清除鼻腔和口腔分泌物，保持呼吸道通畅。根据患者的具体情况循序渐进地进行肢体的康复功能锻炼。

（5）注意饮食，要以高蛋白、高维生素和高热量的饮食为主，增强患者体质对促进其疾病的尽快好转有重要作用；少食辛辣、干冷的食物；不能过饥或暴饮暴食，要有规律有节度，同时各种营养要搭配合理，均衡膳食，不能偏食，多吃新鲜的蔬菜和水果；存在吞咽困难的患者应该保持充足的营养供应，这样才能更好地预防疾病。

（6）用药护理：根据实际病情程度，选择适当的药物进行对症治疗，但绝对禁止使用对神经肌肉传递有阻滞和对呼吸功能存在抑制作用的药物，包括氨基糖苷类抗生素如庆大霉素、链霉素、卡那霉素，以及地西泮、吗啡等药物。

（7）心理护理：主动与患者进行接触和沟通，交流时要有足够的耐心，给予患者鼓励以使其不良情绪消除。对于已经发生重症肌无力危象的患者，因为其神志清楚，对呼吸困难感知明显，其内心极度恐惧并伴

有濒死感，严重影响预后，故心理护理至关重要，平常多讲一些成功救治的病例，帮助其树立战胜疾病的信心，使患者积极配合各项诊治措施。

重症肌无力的特点之一就是病程呈慢性迁延性，缓解与恶化交替，来临时往往无声无息，人们很难发现它的存在，大部分患者就是因为对本病忽视，从而错过最佳的治疗时机。但只要患者的健康意识足够高，并了解重症肌无力的早期症状，还是可以发现它的存在的，大多数患者经过正确的治疗便可以将病情稳定下来。重症肌无力罕见病关爱中心将每年的 6 月 15 日确定为"重症肌无力关爱日"，帮助提高患者生存质量，倡导病友自助互助、自立自强，以坚强、感恩的心面对生活的精神，倡导与疾病和平相处的理念。

第十节 ━━❯❯
无法操控的"智能机器人"：周期性瘫痪

有这样一个事例，一位女白领想要趁着国庆"黄金周"好好地陪一陪家人，为了确保休满 7 天假，竟然连上 15 天班，假期陪着家人在外地旅游，假期后一连又上了 7 天班，某日回到家便全身无力地瘫倒在床上，连下床都困难，经诊断是患上了"周期性瘫痪"。那么是什么因素促使一个月之前生活完全自理的女性一下子瘫痪在床？这就是疾病"周期性瘫痪"的隐匿之处，患上之后就如一个"智能机器"无法接收指令，不能正常操控身体。虽然该病具体的发病机制暂不明了，却时刻影响着我们的生活。

一、"智能机器"运行的弊端——周期性瘫痪

周期性瘫痪是一组以骨骼肌弛缓性瘫痪为主要特征的疾病，并且反复发作，其发病机制通常是与钾离子的代谢异常有关。当出现肌无力的症状时一般可持续几个小时或者几周，而且在发作间歇期和正常人一样，生活并不受任何影响。根据发病时血清钾离子的代谢异常波动可将周期性瘫痪分为三种类型：低钾型、高钾型和正常钾型。这就好似一个运转的智能机器，当电量不足时，仪器无法承载沉重的工作而停止运作，这

是低钾型周期性瘫痪；当机器电源内部元器件出现短路从而导致瞬时电流过大，引发电路断开使仪器主机无法运行，这就是高钾型周期性瘫痪；当机器并无电流上的问题而因硬件驱动与系统不兼容，从而导致机器无法正常工作，即正常钾型周期性瘫痪。肌细胞膜内钾离子的含量大小就如器械内电流量的输出波动一般，时时影响着"主体"的运转。临床上大部分患者都是以低钾型周期性瘫痪的症状出现，而高钾型和正常钾型周期性瘫痪反而较为少见，甚至可以说是罕见。

二、低电量模式下的"自动关机"——低钾型周期性瘫痪

低钾型周期性瘫痪是周期性瘫痪中最常见的类型，约占 90% 左右，属于常染色体显性遗传，在我国大多以散发的形式存在。其主要的临床特点是发作时血清钾离子呈下降趋势、补钾后肌无力症状能够迅速缓解。

（一）低电量模式的开启——病因和发病机制

目前，虽然该病的发病机制尚且不太清楚，但是大量资料显示，低钾型周期性瘫痪可能是与骨骼肌细胞膜内、外钾离子浓度的上下波动有关。一般在正常情况下，肌细胞膜内钾离子的浓度高，而在膜外的浓度低，只有在膜内外之间存在正常钾离子浓度比时，静息电位方可维持正常，正负离子的"天平"才会由倾斜逐渐转为平衡。这就好比手机上的低电量模式，当我们的手机显示电量不足时而低电量模式开启后，便自动停止后台工作，并且相应地减弱或者关闭部分视觉效果，从而延长手机的续航时间，以便主人有一定的时间寻找电源充电达到不影响正常运行的目的。

低钾型周期性瘫痪的发病症状与肌细胞膜的异常功能存在密切关联，当发作时膜上的 Na^+-K^+ 泵兴奋性增加，促使大量的钾离子内流引起较不稳定的去极化，而稍有变化的电位会导致钠离子在膜上的通路受阻，使得电活动的传播出现运送障碍，受到累及的肌肉就会对一切的电刺激都失去反应，这就是瘫痪状态。正如在手机低电量的模式下主人仍然无法充电，最后手机只能选择自动关机处于休眠状态。手机快没电时还会提醒一下，可是人的身体却突然之间就不受控制了。

（二）低电量模式下本机的状况——临床表现

（1）一般以青壮年男性发病较多，并且随着年龄的增长而发作次数逐渐减少，甚至停发。

（2）在发病前通常会存在感觉异常、肢体疼痛、口渴、少尿、恶心等症状出现，并且在清晨起床或者饱餐一顿后晚上睡觉时会发觉肢体呈不同程度的对称性无力或瘫痪。瘫痪肢体肌张力低，却很少会侵袭呼吸肌，一般近端肌力会低于远端肌力，下肢无力症状会重于上肢，也可能是从下肢逐渐累及上肢，伴有肢体酸胀、针刺感。头面部肌肉、眼球运动不受影响，发音正常，大小便功能正常。

（3）发作一般持续 6 小时至 2 天，最晚发生肌无力症状的肌肉往往是最先恢复的。周期性瘫痪的发作频率完全找不到规律可言，有的几周或者几个月发作一次，有的每天都有发作，还有的几年才发生一次甚至一生仅仅就一次发作，唯一的相同点就是发作间期同正常人一样。但是当并发有甲状腺功能亢进症或者肾上腺肿瘤时，不仅发作频率高，持续时间短（数小时至 1 天之内），经常发作的患者甚至出现下肢近端持续性的肌无力和局限性的肌萎缩表现，而且发作结束后肌肉也会有持续几天的僵硬或酸痛。只要积极控制好并发症，发作频率就会逐渐减少。

（4）血清钾、心电图异常：发作时血清钾离子浓度在 3.5mmol/L 以下，尿钾也低于正常水平，血清钠离子含量升高，心电图呈低钾血症改变（T 波低平或倒置、ST 段下降、P-R 间期延长、U 波出现）。

（三）充电模式，积极备用——治疗

① 既然体内钾离子浓度低，采取"缺啥补啥"的原则，可直接口服 10％氯化钾溶液或 10％枸橼酸钾溶液 20～50mL。对于急性发作严重者，为了积极纠正低钾血症，可用 10％氯化钾注射液 10～15mL 加入 500mL 生理盐水中静脉滴注。

② 对于频繁发作的患者，可在间歇期每日 3 次口服钾盐 1g，并辅加螺内酯每日 2 次、每次口服 200mg，来达到保钾利尿治疗和预防复发的目的。

③ 积极应对各种并发症情况，如出现呼吸肌麻痹时应立即给予人工辅助呼吸，保持呼吸道通畅，及时吸痰、给氧治疗；出现心律失常者可

采用胰岛素 10IU 加入 5％葡萄糖溶液 1000mL 静脉滴入，但由于在低钾的情况下心脏对洋地黄类药物的敏感程度较高，为了防止发生洋地黄中毒事件，平常还需禁用洋地黄类药物。

④ 甲亢型周期性瘫痪在中国人及日本人中多见，需积极治疗甲状腺功能亢进症，可进行相应的药物治疗或外科手术治疗缓解症状，预防复发。警惕少数心律失常者发生室性心动过速而猝死。

（四）续航模式的提升——护理

① 为患者创造一个舒适整洁、安静清幽的病区环境。在发病时嘱患者暂时卧床休息，防止因肢体无力而发生跌倒事件。

② 协助患者进食，鼓励其摄取足够的水分和均衡膳食，对于自理能力下降的患者帮助其养成规律排泄的习惯，防止便秘。

③ 大多数患者对此病了解甚少，以为无法恢复，而产生心理负担，此时应及时向患者及家属讲解疾病相关内容，缓解心理压力。

④ 指导患者正确服药，静脉补钾要慎重，防止诱发高钾血症，也可服用保钾药物进行预防治疗。尽量避免酗酒、过饱、精神刺激等相关发病诱因，低钠饮食，不要摄入过多高碳水化合物（面包、饼干、薯片等）。嘱患者多吃一些含钾离子高的食物，如香蕉、橘子、橙汁等。

⑤ 应设身处地地为患者着想，耐心倾听患者的感受，并详细地介绍疾病相关知识点，增加患者积极配合治疗的勇气和信心。

三、高电量模式下的"主机短路"——高钾型周期性瘫痪

高钾型周期性瘫痪又称为强直性周期性瘫痪，白天发病较多，呈常染色体显性遗传。该类型发病率较低，多在儿童阶段发病，10 岁以前便会出现症状，常常因为口服钾盐过量或者运动后受凉而诱发。就如顽强生长的树木，正因其笔直高大而躲不过伐木工人的命运；涓涓水流汇聚一处无法容纳便会溢出泛滥成灾。

（一）瞬间"电流量"过大而引发短路的因素——病因和发病机制

当致病基因对肌细胞膜中 Na^+-K^+ 泵产生影响，导致钠离子、钾离

子的转换出现异常，并增加钠离子通道的通透性，促进钠离子内流增加，而钾离子被迫从细胞内迅速转移到细胞外，使得血清钾离子升高，肌细胞膜兴奋性下降甚至消失，出现肌无力症状。就如同机器电源内部元器件出现损坏而产生短路，一瞬间电流量超过正常水平引发电路断开而无电压输出，机器无法运转工作。

（二）"短路" 的体现——临床表现

① 发病年龄较早（10 岁以前），男性多于女性，当出现剧烈运动、受凉、钾盐摄入过多时候均可诱发肌无力症状。

② 发作时由下肢近端逐渐延伸至双上肢、颈部的肌肉，偶尔累及呼吸肌和脑神经支配的肌肉，一般很少出现四肢瘫痪现象，即使出现瘫痪，其程度也较轻，但是频繁发作会伴随着肌肉酸痛，使得患者不适感加重。部分患者发病时整个面部始终呈"强直"状态，眼睑也处于半合。

③ 发病时心电图呈现出初期 T 波持续增高，然后 ST 段逐渐下降趋势，P-R 间期及 QRS 时间延长。血清钾离子和尿钾浓度均升高，血清钙离子含量降低。

④ 每次发作的持续时间很短，一般约数分钟至 1 小时结束。当患者年龄达到 30 岁左右的时候症状逐渐好转，甚至不再发病。

（三）"元器件" 的修整——治疗

① 一般对于症状较轻、发作时间短暂且无感觉异常和活动障碍的患者无需特殊治疗。

② 当患者出现较为严重的症状时可用胰岛素 10～20IU 溶入 10％葡萄糖溶液 500mL 静脉滴注降低血钾浓度；或者使用 10％葡萄糖酸钙 10～20mL 静脉滴注，从而直接对抗高钾血症对心脏的毒性作用使症状减轻。

③ 尽量避免诱发因素如过度劳累及寒冷刺激等，为了预防发作应给予高碳水化合物饮食，如薏米、高粱、面条、马铃薯、山药等。

④ 血清钾离子含量高时也可用呋塞米排钾治疗。此外，可口服氢氯噻嗪等排钾利尿药促进钾离子排出，降低血钾浓度。对于频繁发作的患者，应该适当每日 2～3 次口服氢氯噻嗪 25mg，并时刻监测血清钾浓度，防止低钾血症出现。

（四）保证"电压"持续输出——护理

① 发作期嘱患者卧床休息，保持病房安静、整洁，避免刺激，当患者出现烦躁不安时予床栏保护，防止坠床。

② 与患者及家属进行有效的沟通，注重患者的心理活动，引导其以积极的一面去看待自己的疾病，并全力配合医生的治疗。

③ 指导患者禁食含钾高的食物，如香蕉、菠菜、橘子等。对于生活自理能力低下的患者，需取得患者及家属的密切配合。未经医生的许可，不要擅自口服钾离子浓度高且没有经过处理的中药。

④ 随时监测患者的电解质成分，防止低钾血症的发生，以防转换为低钾型周期性瘫痪。

四、不兼容的体现——正常钾型周期性瘫痪

正常钾型周期性瘫痪又称为钠反应性正常血钾型周期性瘫痪，诱发因素与钠盐的摄入相关，呈常染色体显性遗传，发病率较低。常常在发作前出现口渴难耐、极度嗜盐等表现，病理改变与低钾型周期性瘫痪相似。就如机器的运转离不开硬件驱动和操作系统，当处于电量充足、电压稳定并无其他器件的损坏时，机器因硬件驱动与操作系统的不兼容而无法正常工作。

（一）"运作失灵"的状况——临床表现

① 正常钾型周期性瘫痪发病时间与高钾型相同，都是在 10 岁以前发病，常常在半夜里或者清晨刚醒来时发现四肢或部分肌肉（如小腿肌、肩臂肌等）出现瘫痪症状，在床上无法动弹，甚至有时会出现说话不清晰、呼吸困难等。

② 发作持续时间最长，一般可达到持续 10 天及以上，有时长达数周症状不缓解。

③ 在剧烈运动后、受凉、日常的饮食限制钠盐摄入，或者补充钾盐时均可加重症状或诱发本病，一般补钠后大多症状会好转。

④ 发作期间血清钾浓度正常。

（二）重新安装"程序"——治疗

① 当发作的时候补充钠离子便会改善症状，临床上一般采用5％葡萄糖盐水或者生理盐水1000～2000mL静脉滴注。

② 补充钙离子可以缓解肌无力的症状，采用10％葡萄糖酸钙10mL，每日2次静脉注射，或每日口服钙片1～2次。

③ 发作间期可每天口服食盐10～15g，必要时用氯化钠溶液静脉滴注。

④ 因该类疾病发作时血清钾离子浓度呈正常水平，故可以服用排钾潴钠类药物，但是需要时刻监测血清钾离子的浓度，防止因排钾过多导致从正常钾型转化为低钾型周期性瘫痪。

（三）"系统"的维护——护理

① 日常生活活动和锻炼应遵守"循序渐进"的原则，适当运动，避免受寒或者过度劳累，注意安全。

② 避免进食含钾高的食物，如柑橘、坚果类等，少食多餐，避免暴饮暴食。

③ 告知患者此病可防、可控、不可怕，保持心情开朗。

很多人以为患有周期性瘫痪便被医生判了"死刑"，只能在病床上等着生命一点一点消逝，就好像是病床上的"死刑犯"，然而事实并非如此。据资料显示，大多数患者在经过长期的康复治疗后，第1年大约有60％的患者日常生活可以完全自理，约20％的患者可能需要部分帮助，约15％的患者则需要较多的帮助，仅仅5％的患者才会完全依赖他人生活。

当我们冷眼旁观时，生命是一只蓝色的蛹；当我们热情相拥时，生命就是一只金色的蝶。只有将经历过的和正在经历的不如意，看作是迈上更高一层楼的阶梯，不管过程多么艰难困苦，只要坚信自己可以勇往直前，就没有什么过不去的坎儿。对待疾病也是如此，保持乐观心态，树立信心，战胜疾病。

第十一节 ➠➠

紧箍咒：头痛

　　《西游记》里有一个桀骜不驯、放荡不羁的人物，那就是孙悟空。因为孙悟空天性不拘，难以服从别人，唐僧也是很难管住他。后来，观音菩萨教给唐僧紧箍咒，用来约束孙悟空。每当念起紧箍咒时，孙悟空便感觉头痛欲裂。生活于 21 世纪的我们，虽然没有唐僧念的紧箍咒，但面对紧张的生活节奏、繁忙的工作，有时也常会出现头痛的症状，严重者影响到正常的生活。

一、21 世纪"紧箍咒"——定义

　　头痛在临床中比较常见，也是许多疾病普遍存在的症状，属于一种高发病率的病症，在神经内科最为普遍。随着人们生活水平不断提高，社会各项竞争力不断增大，头痛发病率也随之不断升高。头痛主要由于颅内、外疼痛敏感结构内的痛觉感受器受到刺激，经痛觉传导通路传导到大脑皮层而引起。头痛区域通常局限于头颅上半部，大致包含外眦、外耳道和枕外隆突连线以上的部位。导致头痛发生的因素较多且较为复杂。

二、"紧箍咒" 差异大——分类

　　根据国际头痛协会于 1988 年制定的头痛分类和诊断标准，临床上按照疾病累及的部位，主要分为原发性头痛和继发性头痛。其中，原发性头痛主要包括偏头痛、紧张型头痛、丛集性头痛、低颅压性头痛等；继发性头痛包括外伤、血管性病变、感染等引起的一系列头痛症状。本章将详细阐述原发性头痛。

（一）偏头痛

　　偏头痛是一种与大脑神经血管功能失调有关的慢性神经系统性疾病，好发于中青年，以反复发作的中、重度头痛为特点。多表现为剧烈的搏动性头痛，伴有恶心和呕吐。

（二）紧张型头痛

慢性头痛中常见紧张型头痛，在头痛疾病患者中约占 40%，通常又称肌肉收缩性头痛。其发病与肌肉紧张、焦虑、社会心理因素、精神因素、滥用止痛药物等有关。大多数患者伴有焦虑、抑郁、失眠等症状，多因精神紧张、工作疲劳等诱发。

（三）丛集性头痛

丛集性头痛大多在青年人群中常见，是一种局限于单侧的以眶、颞、额等区为主的严重发作性疼痛，病因尚不明确。丛集性头痛分为丛集期和缓解期。在丛集期内，头痛的发作有一定的周期性，一般常在夜间发作，每天固定时间发作至少 1~2 次。随后将会有数月至 2 年的缓解期。丛集性头痛与偏头痛相比，发作的节律性更加凸显，头痛也更加剧烈，但好在持续时间较短。发作时疼痛常常是从一侧眼窝周边开始，急速延展到额颞部，严重时可涉及对侧。疼痛呈搏动性，并且伴有钻痛或灼痛，甚至会导致患者在睡眠中痛醒。

（四）低颅压性头痛

低颅压性头痛是脑脊液压力降低（<60mmHg）导致的头痛，多为体位性。患者出现头痛或头痛加重的情况，大多发生在患者直立 15 分钟内，当患者取卧位后头痛缓解或消失。

三、失控的"紧箍咒"——临床表现

临床上头痛主要表现为大面积或局部胀痛、钝痛、搏动性疼痛等，同时可能会伴有恶心、呕吐、眩晕和视力障碍等。临床上，多种疾病均可引起不同种类的头部疼痛，根据头痛发作的速度、疼痛的部位、持续时间、疼痛的性质及伴随症状等可对头部疼痛加以鉴别诊断。

（一）偏头痛

其特征是发作性、多为偏侧、中重度、搏动样头痛，一般持续 4～72 小时，可伴有恶心、呕吐，光、声刺激或日常活动均可加重头痛，安静环境、休息可缓解头痛。其是一种慢性神经血管性疾病，据资料显示患病率为 5%～10%，儿童和青春期人群中多见，一般在中青年达发病高峰，女性多见，有一定的遗传背景。

（1）无先兆偏头痛：是最常见的偏头痛类型，约占 80%。

（2）有先兆偏头痛：约占偏头痛患者的 10%。

（二）紧张性头痛

紧张性头痛是临床最常见的慢性头痛。发作时，全头部或双侧枕部有紧缩性或压迫性疼痛。一般在 20 岁左右发病，随着年龄的增长患病率增加，男女均可患病。头痛部位相对不固定，通常呈持续性钝痛，像一条带子紧束头部或呈头周紧箍感、压迫感和沉重感。紧张性头痛患者发作期对患者的日常生活与工作不受影响。

（三）丛集性头痛

丛集性头痛是一种原发性神经血管性头痛，表现为一侧眼眶周围发作性剧烈疼痛，有反复密集发作的特点，伴有同侧眼结膜充血、流泪、瞳孔缩小、眼睑下垂，以及头面部出汗等自主神经症状。平均发病年龄较晚，男性患者多见。头痛位于一侧眶周、眶上、眼球后和（或）颞部，呈尖锐、爆炸样、非搏动性剧痛。持续时间在 15 分钟到 3 小时不等。头痛高峰时，患者常用手击打头部，甚至以头撞墙，十分烦躁、痛苦不安。

（四）低颅压性头痛

本病可见于各种年龄，低颅压性疼痛包括自发性和继发性。其疼痛特点大多与体位变化有关，常表现为中度钝痛或搏动样疼痛，甚至会伴有后颈部疼痛或僵硬、恶心、呕吐、畏光或畏声、耳鸣等现象。

四、解开"紧箍咒"——治疗

不论是何种类型的头痛，都需要尽快去正规医院就诊，头痛往往就代表着身体已经出现了问题，是疾病的警示灯。通过医学手段的专业检查，抓住根源解决问题，才能够让病源消除。

（一）偏头痛

偏头痛的治疗目的是减轻或者终止头痛，缓解并发症状，预防头痛复发。偏头痛的治疗主要包含药物治疗和非药物治疗两个方面。在非药物治疗方面主要倾向于宣教，内容涵盖偏头痛的发作特征、发展速度以及干预的治疗措施，在主观意识上帮助患者正确理解疾病，促进患者保持健康的生活方式，共同寻找并解决发病的诱因从而有效避免偏头痛的发生。在药物治疗方面，又分为发作期治疗和预防性治疗两个方面。

1. 发作期治疗　为了缓解偏头痛发作时的症状，临床上一般在发作初期立即给药，药物包括非特异性止痛药（非甾体抗炎药、阿片类药物）和特异性药物（麦角类制剂、曲普坦类药物）。

2. 预防性治疗　预防性治疗手段主要适用于发作频繁、急性期治疗无效或有禁忌证的患者，主要涉及的用药类型包括 β 肾上腺素受体阻滞剂（普萘洛尔、美托洛尔）、钙离子拮抗剂（氟桂利嗪、维拉帕米）、抗癫痫药（丙戊酸钠、加巴喷丁）、抗抑郁药（阿米替林、氟西汀）和 5-HT 受体拮抗剂（苯噻啶）。

综合来看，大多数偏头痛的患者预后较好。有资料显示，偏头痛症状是会随着年龄的增长而逐渐缓解的。

（二）紧张性头痛

此类头痛的药物治疗与偏头痛的用药大致相同。松弛治疗、物理治疗、生物反馈和针灸治疗等非药物治疗手段也可改善部分患者的症状。

（三）丛集性头痛

关于丛集性头痛的治疗，临床上分为两种，分别是急性期治疗和预防性治疗。

1. 急性期治疗　多种资料均显示，头痛发作时首选的治疗措施即为吸氧，流量控制在 7～10L/min，持续 10～20 分钟。此方法有效适用于近 70% 的患者，优势在于无禁忌证和不良反应。除此之外，使用佐米曲普坦经喷鼻吸入、麦角类制剂双氢麦角胺静脉注射等均可迅速缓解头痛，但对于有心脑血管疾病和高血压病的患者禁用。

2. 预防性治疗　虽然丛集性头痛的发作时间短，但疼痛程度剧烈。因此如何做好预防性治疗对丛集性头痛患者来说尤为重要。关于预防性治疗的药物包括维拉帕米、锂制剂和糖皮质激素等。相对而言，锂制剂的起效时间较维拉帕米较慢。糖皮质激素中如泼尼松，虽可预防头痛的发作，但在停药的过程中应严格遵循医嘱逐渐减量戒断。

（四）低颅压性头痛

1. 病因治疗　根据患者个体差异，寻找病因，对症治疗。比如控制感染、纠正脱水等。对于出现脑脊液漏的患者，也可以行漏口修补术等。

2. 药物治疗　临床上可通过阻断腺苷受体，使颅内血管收缩，增加脑脊液压力和缓解头痛。例如用苯甲酸咖啡因皮下或肌内注射，或按比例加入乳化林格液中缓慢静脉滴注。

3. 硬膜外血贴疗法　使用自体血缓慢注入腰椎或胸椎段硬膜外间隙，此方法可使血液压迫硬膜囊和阻塞脑脊液漏出口，迅速有效缓解头痛。主要适用于腰穿后头痛和自发性低颅压头痛。

4. 对症治疗　常见方法有卧床休息、补液、穿束缚带、给予适量镇痛药等。

五、拒绝"紧箍咒"——预防

1. 多喝水　俗话说得好，"晨起一杯水，到老不后悔"，正常健康成人每天至少需要摄入 2000mL 左右的水。喝水切忌渴了再喝，应在两顿饭期间适量饮水，最好隔 1 小时喝一杯。喝水的过程中最好先将水含在口中，再缓缓喝下，尤其是肠胃虚弱的人，喝水更应该一口一口慢慢喝。避免喝生水，多喝温开水，同时限制酒精、咖啡、碳酸饮料等摄入。

2. 劳逸结合　保持充足的睡眠，睡眠是生命的根基，不可过少或过多。

3. 健康饮食 　饮食营养均衡，减少或避免油腻食物的摄入量。规律饮食，切不可暴饮暴食，也不要饥一顿饱一顿。

4. 吸烟有害健康 　吸烟的害处很多，它不但吞噬吸烟者的健康和生命，还会污染空气，危害他人，因此建议头痛患者避免吸烟。

5. 其他缓解头痛的技巧 　包括深呼吸、瑜伽，或者采用与人交谈的方式来缓解自身压力，从而减轻头痛的频率和严重程度。

6. 必要时寻求紧急治疗。

第十二节 ⟶

独守黑夜盼光明：失眠症

人生的 1/3 是在睡眠中度过的，睡眠时间占据了我们生命的大部分时间，睡眠质量也可以说是影响着生命的质量。在古代，人们的生活遵循着"日出而作，日落而息"。而随着社会的快速发展，"敷最贵的面膜熬最长的夜"成为现代人生活的常态。《中国人睡眠质量及科普报告》显示中国有近 3 亿人失眠。有人因为学习、工作、生活的压力睡不着，有人因为梦想、责任而不能睡。不管是怎样的原因与情况，我们都能看出失眠已成现代生活的常态，我们正处于一个"大失眠时代"，正如马尔克斯在《百年孤独》中写的那样，失眠症是时疫性疾病。

一、黎明前的黑夜不宁静——诠释失眠

（一）认识"永夜"——失眠症

对于没有失眠困扰的人来说，一天的时间就是白天加黑夜；对于患有失眠症的人来说，一天的时间就如同"永夜"，没有光明，只有无边无际的黑暗。"永夜"即失眠症，是以无法入睡或无法维持睡眠所致的睡眠质量达不到正常生理所需而影响日间生活的一种主观体验。失眠症患者如同被放逐到一个永夜的牢笼，无法看见光明，无法编织美梦。因此，怎样寻找"光明之钥"、解开"牢笼枷锁"、点亮"黑夜"，就是我们共同

的目标。

（二）"找寻黑夜牢笼的枷锁"——失眠症的原因

对人类来说，最好的休息就是睡眠。世界卫生组织公布的健康的十大标准中，睡眠良好占其中一项。保持良好的睡眠对我们的健康尤为重要。良好的睡眠能促进脑发育，促进生长、延缓衰老，增强免疫功能，保护中枢神经系统，就好似万物的生长离不开阳光。而长期失眠可导致精神不足、急躁、紧张、易怒，并诱发诸如溃疡、高血压、癫痫等疾病，这就好似被囚禁于"黑夜的牢笼"。想要打破"牢笼"就得先找到"枷锁"，这些"枷锁"主要有以下几点。

1. 心之锁——心理因素　失眠症很大一部分原因来源于心理。现代社会竞争激烈，快节奏的生活和工作易导致各种矛盾与冲突，各种主观与客观愿望相冲突加重了人的思虑，这些易造成焦虑、抑郁等，就如同给心上了锁。中医讲究"七情"，主要指喜、怒、忧、思、悲、恐、惊，七情平衡则身心俱安，但如若精神上遭受巨大冲击引起七情变化过度，自身无法调节，则容易使气机失调，扰乱心神。心神一乱，则寝食难安。

2. "生理之锁"——生理因素　失眠与年龄、性别有着密切的联系。年龄越大失眠的发生率越高，且女性失眠患病率高于男性，尤其女性在围绝经期及绝经后的失眠率高达70%，为绝经前的1.3～1.6倍。失眠严重影响女性的身心健康及家庭和睦。

3. "境之锁"——环境及昼夜节律紊乱因素　包括睡眠环境的变化、不适的温度湿度、强光刺激、噪音、时差、夜班、严重污染的环境、蚊虫叮咬及睡眠环境缺乏安全感、就寝寝具的不适等。

4. "身之锁"——躯体疾病因素　身体的不适也易引起失眠，最常见的是疼痛，如头痛、心绞痛等，这些疾病疼痛常使患者难以入睡或睡后又疼醒。神经系统的疾病如癫痫、帕金森病等都会影响睡眠。呼吸系统、心脏疾病的患者常常因为呼吸困难而醒来。还有一些原发性睡眠疾病对睡眠的影响等。

5. "精神之锁"——精神疾病因素　各种情绪障碍也易导致失眠、如抑郁症、躁狂症、神经衰弱等。世界卫生组织2017年最新统计显示，中国目前患有抑郁症的人数达到5400万，失眠是抑郁症患者的共性。失眠加重了抑郁症，抑郁症又引起失眠，这样的恶性循环给人的身心都带来

巨大的煎熬。

　　6. **"生活之锁"——不健康的生活方式**　　睡前过饥或过饱、饮用咖啡或浓茶，睡前剧烈运动，生活作息不规律，昼夜节律紊乱，睡前躺床上玩手机、看电视等，这些不健康的生活方式也会引起失眠。

　　7. **"认知之锁"——对睡眠的认识不正确**　　有些人认为必须睡够 7 小时或 8 小时才是优质睡眠，担心睡眠不够影响身体健康，因此对睡眠产生担忧从而导致失眠。

　　8. **"药之锁"——药物及其他物质**　　抗生素类药物易引起胃肠道不适、头晕、疼痛等。糖皮质激素的应用易导致患者兴奋夜间难以入眠。平喘类药物可引起患者烦躁。香烟含有尼古丁这一影响睡眠的化学物质。有人认为喝酒有助睡眠，但有研究显示，酒精会使睡眠变浅，醒转次数增多从而影响睡眠。

　　正是因为这一个又一个的"枷锁"锁住了温暖的阳光，锁住了织梦的道路，才会导致失眠者在黑夜里流浪，我们要了解这些"枷锁"，去除这些"枷锁"。

二、 你永远不懂我伤悲， 就像白天不懂夜的黑——失眠症的临床表现和分类

　　失眠是一种主观的感受体验，长期失眠给人的身心都带来巨大的煎熬。黎明前的黑暗是最黑暗的，我们要了解"黑夜"才能战胜"黑夜"。

（一）你说的黑是什么样的黑——临床表现

　　（1）入睡困难：就寝 30 分钟不能入睡。
　　（2）维持睡眠困难：频繁觉醒，夜间超过 2 次及以上。
　　（3）总睡眠时间不超过 6 小时。
　　（4）噩梦频繁，醒后有乏力、头昏等不适。

（二） 一千零一夜， 每个都是不一样的夜——分类

　　1. **分期**　　根据失眠的持续时间可将失眠分为四期。
　　① 短暂性失眠（1 周内）。

② 急性失眠（1 周至 1 个月）。

③ 亚急性失眠（1~6 个月）。

④ 慢性失眠（持续 6 个月以上）。

2. 分型　根据临床表现形式可分为三种类型。

① 入睡困难型失眠（30 分钟不能入睡）。

② 保持睡眠困难型失眠（总睡眠不超过 6 小时）。

③ 早醒型失眠（半夜 2 点到 4 点醒后无法入睡）。

了解失眠的表现和类型才能更好地治疗失眠，知己知彼，百战不殆，知"黑夜"才能战"黑夜"。

三、来自黑夜的掠夺——失眠的危害

失眠对人的影响从来都是消极的。提起夜，不失眠的人往往想到的是璀璨星辰，流萤灯火。而对于失眠的人来说，"黑夜"就只是黑夜，因为美好的一切都被黑夜所吞噬、掠夺。黑夜夺走了健康、夺走了快乐、夺走了生命的美好时光。

1. 影响大脑的思维　有研究显示，大脑要保持思维清晰，必须要有充足的睡眠。

2. 影响生长发育　除了遗传、营养等因素外，青少年的生长发育与生长素的分泌有很大的关系。生长素能促进骨骼、肌肉、脏器的发育。而生长素的几个分泌高峰都在睡眠状态下，非睡眠状态下生长素分泌减少。

3. 影响免疫功能　长期睡眠不足会导致免疫功能的下降，从而导致疾病的发生，如感冒等。

4. 引起肥胖　有关研究表明，睡眠不足可以导致人体内分泌紊乱，从而导致肥胖的发生。

5. 导致很多意外事件的发生　如疲劳驾驶导致车祸。

失眠掠夺一切美好的事物，留下的只有更黑的夜。不管是不能睡的、还是不想睡的人都应了解失眠的危害，更加重视失眠。

四、点点荧光照黑夜——失眠症的诊断标准、监测工具

萤火虫虽弱小，但聚到一起也能照亮一片黑暗。失眠的诊断就好似

萤火虫之光，虽微弱，却强大。有人会觉得失眠就是睡不好、睡不着，还需要诊断什么呢？失眠的诊断对失眠的治疗有着很大的影响，比如指导用药。

（一）诊断标准

1. 慢性失眠症　诊断标准如下，且标准（1）～（6）都必须满足。

（1）患者报告或者照顾者观察到患者存在下列1条或以上：入睡困难；睡眠维持困难，比期望的起床时间醒来早；在适当的时间点不肯上床睡觉；没有照顾者干预难以入睡。

（2）患者存在下列与夜间睡眠困难相关的1条或以上：疲劳或萎靡不振；注意力、专注力或记忆力下降；社交、家庭、职业或学业等功能损害；情绪不稳或易激惹；日间瞌睡；行为问题；动力、精力或主动性下降；易犯错或易出事故，对自己的睡眠质量非常关切或不满意。

（3）这些睡眠/觉醒主诉不能完全由不适合的睡眠机会或环境解释。

（4）这些睡眠困难和相关的日间症状至少每周出现3次。

（5）这些睡眠困难和相关的日间症状持续至少3个月。

（6）这些睡眠困难和相关的日间症状不能被其他的睡眠障碍更好地解释。

2. 短期失眠症　短期失眠症的诊断标准与慢性失眠症类似，但病程少于3个月，且没有频率的要求。

（二）监测工具——多导睡眠图监测

多导睡眠图监测是诊断睡眠障碍的金标准。

通过诊断标准、诊断流程和诊断工具，我们可以了解是怎样的失眠，该怎样治疗。

五、去除枷锁，照亮黑夜——失眠症的治疗

对失眠症患者来说，治疗就好似"光明之钥"，拿起钥匙才能打开"枷锁"（失眠的病因），解除"黑夜的牢笼"（治疗失眠症）。失眠症的治疗主要有非药物治疗和药物治疗两个方面。针对不同的"枷锁"，使用不

同的"钥匙"。

（一）"光之钥匙"——非药物治疗

非药物治疗就好似"光之钥匙"，正如温暖的阳光，潜移默化地影响着人的行为、环境，从而促进人的健康。"光之钥匙"主要为以下几点。

1. 睡眠相关知识教育　　讲解睡眠知识，正确认识睡眠。

（1）认识睡眠效率：平时我们都会说睡得不错、睡得不好，那怎样是好与不好？怎样来判断一个人睡眠的质量？是否有一个量化的判断标准？我们应该都知道工作效率，那你听说过睡眠也有效率吗？

睡眠效率即睡眠率，可以来判断一个人的睡眠质量。睡眠率＝睡眠时间/上床至起床时间×100％。我们可以参考睡眠率将睡眠质量分5级。

1级：睡眠率70％～80％，睡眠尚可。

2级：睡眠率60％～70％，睡眠困难。

3级：睡眠率50％～60％，轻度睡眠障碍。

4级：睡眠率40％～50％，中度睡眠障碍。

5级：睡眠率30％～40％，重度睡眠障碍。

当然，如果您的睡眠率达到80％甚至90％以上，那是相当不错的了。

（2）不同年龄段所需睡眠时间

新生儿（0～3个月）：14～17小时。

婴儿（4～11个月）：12～15小时。

幼儿（1～2岁）：11～14小时。

学龄前儿童（3～5岁）：10～13小时。

学龄儿童（6～13岁）：9～11小时。

青少年（14～17岁）：8～10小时。

成年人（18～64岁）：7～9小时。

老年人（65岁以上）：7～8小时。

每个年龄段甚至每个人所需的睡眠时间都不一样，有的人睡6个小时就能得到很好的休息，而有的人则需要睡10个小时。但不管怎样，最好在夜里11点前睡觉，因为夜间11点至凌晨2点是身体排毒的黄金时间段。

（3）睡眠的最佳姿势：如身体无疾病，睡觉时向右侧卧、膝关节屈曲是最佳的姿势。因为胃肠道、肝脏在右侧，心脏在左侧，右侧时可减轻对心脏的压迫，有利于血液流动以保证各器官充足的供血量，促进人体代谢；而且这个姿势可以让肺部自由呼吸，且全身肌肉保持放松状态，呼吸通畅氧气就充足，大脑就能好好休息了。但是在睡觉时，睡眠姿势肯定不是一成不变的，也不要强求一定要按最佳睡眠姿势睡觉。各个疾病也有属于它的专属睡姿：胃溃疡患者应该多采用左侧卧位，避免胃酸回流过多；心力衰竭患者宜采用半坐卧位以减轻呼吸困难；胆囊炎患者最好右侧卧位以利于胆汁回流缓解疼痛。

（4）辅助睡眠的干预方法

① 心理护理：人生充满喜怒哀乐，没有人能平安喜乐一生，适当的紧张、焦虑反而能帮助我们成就一些事情，比如考试、工作。同时保持一定的紧张能让我们更好地适应生存环境，更好地去应对一些自然灾害。我们可以去抒发自己的消极情绪、释放自己的压力，但同时也要记得给身体放个假。

② 体育锻炼：运动是一种很好的非药物治疗方法。国外有研究表明，4/5 的失眠患者并不需要药物治疗，心理、科学的生活方式及运动能有效地缓解失眠。体育运动一方面能增加大脑的血流量，有利于大脑皮质功能的恢复，对睡眠起到调节作用；同时发挥"心理健康"效应，促进迅速入睡。

③ 饮食健康：蔬菜水果和粗粮搭配适宜；饮食注意低脂，脂肪总摄入量＜总摄入能量的 30％，总胆固醇＜300mg/d；适量的鱼和瘦肉；适当的牛奶及豆制品；平时尽量不饮酒，睡前不喝浓茶及含咖啡因的饮料；晚餐少吃，避免辛辣刺激性食物；详细饮食结构可参照中国居民平衡膳食宝塔。

④ 睡眠行为干预治疗：白天尽量不午睡，如午睡则时间不要超过 30 分钟；睡前 2 小时不进行剧烈运动，可适当听舒缓助眠的音乐或看报纸；睡前可适当喝少量牛奶（大约 250mL）或温水泡脚、按摩等；如躺床上 20 分钟仍无睡意则起床去其他房间活动，等有睡意再回；每天定时休息起床形成生物钟。建立睡眠记录本，每天记录睡眠相关情况，比如关灯上床时间、入睡时间、醒来时间、中途醒来次数、起床后感觉等，以此来观察自己睡眠改善情况。

⑤ 自我暗示：躺在床上，潜意识里要告诉自己我已入睡。

⑥ 中医治疗：中医针灸治疗。

⑦ 物理疗法：光照疗法、音乐疗法、电磁疗法等。

⑧ 睡眠环境的改善：卧室采光通风；选择隔音、遮光性能好的窗帘；卧室温度在 18～22℃；室内不要放置鲜花植物；枕头选择高 15～20cm 的。

⑨ 积极治疗疾病：积极治疗影响睡眠的疾病，如慢性疼痛、抑郁症等。

（二）"明之钥匙"——药物治疗

药物治疗就好似"明之钥匙"。明确用哪些药、药物的治疗是多久、药物无效时怎样调整。这一把把钥匙都为"牢笼"的打开带来了强有力的支持。失眠的药物原则上使用最低有效剂量、间断给药（每周 2～4 次）、短期用药（常规用药不超过 3～4 周）、减药缓慢和逐渐停药（每天减掉原药的 25％）。

1. 理想的治疗失眠的药物的特点

① 能够快速入睡，不影响自然睡眠。

② 药效不影响白天日常生活，不影响记忆功能。

③ 无成瘾性，无呼吸抑制。

④ 无停药反弹且不与其他药物发生相互作用。

2. 治疗失眠症的药物

（1）镇静催眠药：入睡困难选用佐匹克隆、唑吡坦；夜间易醒选用艾司唑仑、氯硝西泮；早醒选用长效或中效的地西泮等。

（2）抗抑郁药：三环类如米氮平、阿米替林。

（3）抗精神类药物：奥氮平、富马酸喹硫平。

不推荐使用的药物有水合氯醛、巴比妥类等，因这类药不良反应严重，疗效指数低，易产生耐受性和成瘾性，仅用于某些特殊患者。

3. 药物治疗调整

（1）换药指征：推荐治疗剂量无效；对药物产生耐受性或严重不良反应；与正在服用的药物发生相互作用；长期使用（＞6 个月）导致减药或停药困难；有药物成瘾史的患者。

（2）换药方法：如果首选药物治疗无效或无法遵医嘱服药，可更换为另一种短效、中效的苯二氮䓬受体激动剂或者褪黑素受体激动剂。需逐渐减少原有药物剂量，同时给予另一种药物，并逐渐加量，在 2 周左右完成换药。

（3）常用减量方法：逐渐减少睡前药量和变更连续治疗为间歇治疗。

4. 终止药物治疗

（1）停药指征：患者感觉能够自我控制睡眠时，或引起失眠的疾病治愈或生活事件解决后，应考虑减量、停药。

（2）停药原则：避免突然停药，应逐步减量、停药以减少失眠反弹，有时这一过程需要数周至数个月。

5. 特殊人群失眠症的治疗

（1）老年患者：首选非药物治疗，如需药物治疗推荐使用非苯二氮䓬类褪黑素受体激动剂。治疗剂量从最小有效剂量开始，并采用间歇疗法且注意短期用药。

（2）妊娠期及哺乳期患者：推荐采用非药物治疗，尤其注意心理护理及患者家属的宣教。

（3）围绝经期和绝经期患者：首先诊断是否为此年龄段常见疾病，如是疾病影响则予以相应的治疗。可依据症状和激素水平给予必要的激素替代治疗。

第十三节 ➡➤
详谈"苦瓜脸"：面神经麻痹

人类丰富多彩的情感世界常常源于人们脸上的表情，但是有这样一群"孤独"的患者，即便是连一个简单的挑眉眨眼的动作都难以完成，在他们的脸上看不到喜怒哀乐，有的只是随着疾病而来的凝滞、麻木。这种情况的发生，大多属于面神经麻痹，俗称"面瘫"。

一、愁容满面，身不由己——定义

面神经麻痹，主要是以面部表情肌群运动功能障碍为主要特征的一种疾病，是面神经常见的病变。相比较其他外周神经疾病，该病发病率较高。据资料显示，面神经炎可发病于任何年龄，其中多见于 20～40岁，男性发病率高于女性。急性起病，常常在几小时至几日发展到高峰期。常见表现有口角歪斜、眼睑闭合不全、鼻唇沟消失、患侧面部运动功能丧失等，对患者有较大的心理影响。

二、不知所以，追根溯源——病因和发病机制

面神经为第Ⅶ对脑神经，同时也是最脆弱的神经。发病率较高的面神经麻痹，并无明显的季节、年龄及性别分布特征，发病机制也尚未明确。相关研究显示，认为温度、血液循环、发育异常、免疫异常及病毒感染等因素可能诱发面神经麻痹。此病的发病人群中常见青壮年。当面神经收到风寒刺激，局部营养神经的血管便会发生痉挛，继而导致面神经缺血、水肿。面神经管是狭细的骨性结构，由于骨性面神经管只能通过面神经，当面神经出现缺血、水肿等现象，就会导致面神经受压，引起不同程度的轴突变性，从而出现不同的面瘫表现。因此说，风寒刺激是此病较常见的诱因。

三、分门别类，详解面瘫——分类

疾病详细的分类对疾病早期治疗有明确的指导意义。对于面瘫晚期的患者，治疗目标是要对已经出现的神经和（或）肌肉功能部分或完全性丧失的患者进行修复。因此根据相关资料，提出如下分类。

1. 神经完全离断 手术或外伤造成的面神经完全性损伤。

2. 神经不全离断 手术或外伤造成的面神经部分性损伤 。

3. 面神经完全变性 颅内病变（听神经瘤多见）切除术后，造成面神经损伤变性。

4. 神经缺如 先天、外伤后神经再生不全；完全或部分面神经缺损。

5. 神经轴突迷路 神经断裂后，因手术缝接造成神经束支错位吻合或神经轴突再生发生迷路。由于神经轴突在传递动作电位时发生错误，引发支配的相应面肌动作失调或不同的面肌发生联动、误动，造成表情异常。

面瘫患者就诊后，判断疾病的分型至关重要。因此，按神经和面部表情肌的解剖及功能状态进行分类更有诊疗意义。临床分型主要有中枢性面瘫和周围性面瘫。由于前额肌肉双侧运动皮质束支配，中枢性面瘫

前额通常不受累，可通过皱眉，观察额纹是否变浅或消失来进行判断。当脑桥病变损伤面神经核时，患者表现为周围性面瘫。关于周围性面瘫的疾病种类颇多，相对应的治疗也颇有不同。

四、喜怒哀乐，不形于色——临床表现

面瘫的患者常表现为病侧面部表情肌瘫痪，额头皱纹消失、眼裂扩大、鼻唇沟平展、口角低垂。在做嘴角上扬或露齿的动作时，口角下坠及面部歪斜更为明显。患侧做不到皱额、蹙眉、合眼、鼓气和噘嘴等动作。鼓腮和吹口哨时，因患侧口唇不能闭合而漏气。吃饭时，饭菜残渣常残留于病侧的齿颊间隙内，并常有口水自该侧淌下。由于泪点随下睑外翻，使泪液因无法正常引流而外溢。面神经炎引起的面瘫绝大多数为一侧性，右侧最为常见，大多患者往往是在早晨洗脸、刷牙漱口时突然发现一侧脸颊动作不灵、嘴角歪斜。一些患者可伴有舌前 2/3 味觉障碍、听觉障碍等。

五、治疗方案，有的放矢——治疗

由于面瘫是一种对人体面部危害很大的疾病，给患者的身体带来了极大的伤害，影响正常的生活和工作，让患者苦不堪言。资料显示，71% 以上的面神经麻痹经过合理治疗可以完全恢复，但 10%～29% 的患者可能进展为慢性面神经麻痹。而面神经麻痹对患者睡眠、情绪及生活质量均有较大影响。因此，选择合理的治疗对于面瘫患者而言，极为重要。对于此疾病，建议先针对原发病进行诊治，并且遵循"改善局部炎症、水肿尽早消退，以及加速神经功能的恢复"的原则。除此之外，治疗面瘫的非手术方法有很多，比如药物、按摩、理疗、针灸等。另外，外科手术治疗也可作为治疗的手段之一。对于常见的周围性面瘫相关疾病，治疗方案如下。

1. 贝尔麻痹 贝尔麻痹在未予处理的情况下预后较好。但 Meta 分析显示，与未使用糖皮质激素组相比，使用糖皮质激素组患者的面神经功能恢复更好，痊愈率更高。相关研究涉及的药物包括：泼尼龙、甲泼尼龙。但对怀孕的贝尔麻痹患者的治疗尚无指南推荐。

2. 神经莱姆病 对怀疑莱姆病性面瘫患者，治疗推荐多西环素为莱

姆病的抗生素治疗一线用药。一项观察莱姆病性面瘫应用糖皮质激素的研究显示，糖皮质激素对病情有害。因此，临床医生应积极获取神经莱姆病疑似患者的血清学证据，并尽早给予多西环素。当双层血清学检查提示阴性时，再考虑糖皮质激素治疗。

3. 其他病因导致的面瘫　　对于肿瘤、外伤、部分中耳炎等原因所致的面瘫，应根据病情选择合适的外科干预手段，及时清除病因。对于术后并发面瘫的患者，糖皮质激素可缓解水肿，保守治疗效果不理想的患者可谨慎选择手术减压治疗。自身免疫性疾病所致面瘫的患者可以根据具体情况，进行相应的免疫调节治疗。

4. 其他辅助治疗

（1）眼部护理：患者由于眨眼、闭眼及泪腺分泌障碍，有角膜损伤、溃疡的风险。因此，可以在患者觉醒时间给予规律人工泪液点眼，指导患者用手闭眼模拟眨眼，并在夜间休息时采用润滑剂涂抹眼部，并用敷料覆盖患眼。同时，应注意让患者增加水分摄入、保持合适的环境湿度。

（2）中医治疗：中药、针灸、埋线、穴位割治对面瘫都有一定的疗效。如果患者对西药耐受性不佳或有较大不良反应时，建议可以尝试选择中医治疗。

六、积极面对，自信生活

据统计，该病在国内的发病率为 4.26‰，占神经系统病变的 10%，在国外的发病率为（11.5～53.3）/10 万，并呈逐年上升趋势。周围性面瘫多急性起病，变化迅速，尽管有 70% 患者在发病 6 个月后可以完全恢复，但部分患者可遗留面肌无力、面肌联带运动、面肌痉挛或鳄鱼泪等后遗症。那么，该如何预防面瘫呢？

① 增强体质，提高抵抗疾病的能力。可根据病情及个人体质选择适应的运动，如散步、跑步、爬山、跳绳、打太极、练瑜伽等。

② 合理饮食，对增强体质、提高抵抗力有一定的帮助。平时要注意饮食习惯，不可饮用太多过寒过冷的食物，不要食用太多的油腻、不易消化的食物。平日里要多食用新鲜的蔬菜和水果，而且要多补充含有 B 族维生素和钙类的食物，可多食用一些粗粮和豆类。

③ 日常生活中，注意劳逸结合，避免疲劳，保持良好心情。

④ 夏季天气炎热时，避免空调温度太低或空调长时间对着面部直

吹。严寒季节需多加注意颜面部及耳后，注意保暖，尽量不要头部面向风口、门窗边久坐或睡觉。此外，面瘫患者禁止使用冷水洗脸，注意天气变化，及时添加衣物，防止感冒。

⑤ 面神经麻痹只是一种症状，必须仔细寻找病因，通过对病因的控制，改变原发病及面瘫的进程。面神经麻痹也可能是一些危及生命的神经疾病的早期症状，如重症肌无力、吉兰-巴雷综合征等。

作为患者家属，应耐心呵护患者，鼓励其勇于对抗疾病。只有真正地理解患者的感受，才能有效帮助患者揭开"面具"，拥抱生活，微笑向阳。

第十四节 ➡》
"森林"的"烦恼"：中枢神经系统感染性疾病

在当前病毒侵袭及个体免疫缺陷的环境下，中枢神经系统感染性疾病为全球范围内重要的致残和致死疾病之一。尽早行病原学治疗往往是降低中枢神经系统感染患者死亡率、减少并发症及后遗症、改善预后最关键的手段。

一、走近"森林烦恼"

（一）"森林"的"烦恼"——定义

中枢神经系统犹如一片森林，同样也害怕各种"烦恼"。当中枢神经系统的实质、被膜及血管等被病原微生物侵犯时，引起的急性或慢性炎症性（或非炎症性）疾病，称之为中枢神经系统感染性疾病。中枢神经系统（脑、脊髓）因感染部位的不同，所产生的疾病种类也不尽相同。当脑和（或）脊髓实质受到病原微生物侵犯时，会产生脑炎、脊髓炎或脑脊髓炎；当脑和（或）脊髓软膜受到侵害时，会产生脑膜炎、脊膜炎或脑脊膜炎；当脑实质和脑膜合并受累时，则会产生脑膜脑炎。病原微生物主要通过血行感染、直接感染、神经干逆行感染三种途径进入颅内，从而引发各种疾病的发生。

（二） 产生"森林烦恼"的多样化原因——病因

所有的感染都能累及神经系统，因此，中枢神经系统感染是一种常见的、疑难的危重病。

1. 病毒感染"森林"——神经系统病毒感染 神经系统病毒感染是指病毒进入神经系统及相关组织引起的炎性或非炎性改变。病毒是没有细胞结构的，根据核酸的不同可分为：①脱氧核糖核酸病毒，也就是众所皆知的 DNA 病毒。DNA 病毒包括微小病毒、乳头多瘤空泡病毒（引起进行性多灶性白质脑病）、腺病毒、疱疹病毒、水痘-带状疱疹病毒。②核糖核酸病毒（RNA 病毒），其包含微小核糖核酸病毒（脊髓灰质炎病毒、柯萨奇病毒等）、虫媒病毒、正黏病毒（流行性感冒病毒）、副黏病毒（麻疹病毒、腮腺炎病毒）、沙粒病毒（淋巴细胞脉络丛脑膜炎病毒）、弹状病毒（狂犬病病毒）。

2. 细菌感染"森林"——神经系统细菌感染 神经系统细菌感染是由于各种细菌侵害神经系统所致的炎症性疾病，是神经系统的常见疾病之一。侵袭力强是病原菌的特点，它们常常侵犯中枢神经系统软脑膜、脑、脊髓实质，或感染邻近的组织，例如静脉窦、周围神经等。

3. 真菌感染"森林"——神经系统真菌感染 中枢神经系统中最常见的真菌感染是新型隐球菌脑膜炎。新型隐球菌脑膜炎是由隐球菌感染引起。一般病情重，病死率高。

4. 其他变性"森林"——其他变性疾病

（1）朊蛋白病：该类疾病是一种具有传染性且缺乏核酸的非病毒性致病因子朊蛋白引起的变性疾病，所以又叫朊蛋白病。其特征性病理学改变是脑的海绵状变性，故称之为海绵状脑病。该疾病是一种人畜共患、中枢神经系统慢性非炎症致死性疾病。

（2）螺旋体感染性疾病：自然界和动物体内存在广泛的螺旋体，是介于细菌和原虫之间的单细胞微生物。对人类具有致病性且累及中枢神经系统的螺旋体包括：①密螺旋体（梅毒）；②疏螺旋体（莱姆病）；③钩端螺旋体（钩端螺旋体病）。

（3）寄生虫脑病：神经系统寄生虫感染是由寄生虫引起的脑、脊髓及周围神经的损害，有中枢神经与周围神经系统的区分。

（4）艾滋病所致神经系统障碍：比如最常见的头痛、癫痫等。

二、"森林烦恼" 的具体特征

（一）"森林烦恼"之病毒感染

1. 病毒性脑炎（单纯疱疹性脑炎） 因疾病的感染途径不同，故临床表现也有相应的差异性。根据感染途径的不同，我们把单纯疱疹性脑炎的类型进行简单的分类：Ⅰ型疱疹性脑炎、Ⅱ型疱疹性脑炎。Ⅰ型疱疹性脑炎的发病无季节性、地区性和性别差异，而Ⅱ型疱疹性脑炎多见于 1 岁以下婴儿。那么，当感染了单纯疱疹性脑炎，我们的机体会发生怎样的变化呢？具体如下。

① 疾病的原发感染存在一定的潜伏期，时间一般为 2～21 天，平均时长 6 天。当到达一定的潜伏期时，机体就会出现发热（38～40℃）、咽痛、咳嗽、恶心、呕吐、肌痛、疲乏及全身不适等上呼吸道感染症状，此前驱期一般不超过 2 周。

② 当急性起病时，病程一般会有数日至 1～2 个月。急性起病者中，25％患者曾患有有口唇疱疹。

③ 首发症状多突出表现为精神行为异常和人格改变，如错觉、虚构、懒散、情感淡漠、缄默、幼稚、行为冲动或怪异、幻觉、妄想等，部分患者可因精神行为异常为首发或唯一症状而就诊于精神科；其后认知功能障碍较常见，主要表现为反应迟钝、记忆力下降、定向力障碍及内省力缺乏等。

④ 不同程度神经功能受损表现，如偏瘫、偏盲、眼肌麻痹等，局灶性症状两侧多不对称。亦可有多种形式的锥体外系表现，如扭转、手足徐动或舞蹈样多动。

⑤ 常有癫痫发作，可为部分性或全身性，部分患者可表现为不同形式的自动症（如咂嘴、咀嚼、吞咽、舔舌、流涎等），重症患者可呈癫痫持续状态。

⑥ 颅高压表现，如头痛、恶心、呕吐，严重者可出现脑疝。

⑦ 患者可出现不同程度意识障碍，表现为意识模糊、嗜睡、昏迷，或者表现为去皮质或去大脑强直状态。

⑧ 神经系统查体主要表现为高级智能和精神行为障碍，可有局灶性神经系统体征，可有轻度脑膜刺激征。

2. 病毒性脑膜炎 由柯萨奇病毒或埃可病毒所致的病毒性脑膜炎，

临床表现大多相似。此疾病的好发季节为夏季，如果生活在热带或亚热带地区可终年发病。急性起病，或先有上呼吸道感染或前驱传染性疾病。病毒性脑膜炎的好发人群以儿童多见，成人患者为少数。对于病毒性脑膜炎来说，典型的临床表现会因患者的年龄、免疫状态、引起疾病的病毒种类的不同而异。

① 此病常为急性起病，出现病毒感染的全身中毒症状多种多样，比如发热、头痛、畏光、恶心、呕吐腹泻等，也可能会出现脑膜刺激征。从病程上来看，儿童一般会超过 1 周，而成人病程可持续 2 周或更长的时间。

② 幼儿可出现发热、呕吐、皮疹等症状，而出现轻微的颈项强直。一般很少有严重意识障碍和惊厥。

3. 其他病毒感染性脑病或脑炎　如进行性多灶性白质脑病、亚急性硬化性全脑炎等。

（二）"森林烦恼"之细菌感染

1. 化脓性脑膜炎　该疾病是由化脓性细菌感染所致的脑脊膜炎症，也是中枢神经系统常见的化脓性感染。通常急性起病，好发于婴幼儿和儿童。化脓性脑膜炎最常见的致病菌有肺炎球菌、脑膜炎双球菌及流感嗜血杆菌 B 型等，各种细菌感染引起的化脓性脑膜炎临床表现如下。

（1）感染症状：发热、寒战、上呼吸道感染等。

（2）脑膜刺激征：颈项强直、Kernig 征和 Brudzinski 征阳性。此类症状在新生儿、老年人、昏迷患者中表现常不明显。

（3）颅内压增高：剧烈头痛、呕吐、意识障碍等。

（4）局部症状：部分患者可出现局部神经功能损害的症状，例如偏瘫、失语等。

（5）其他症状：皮疹、丘疹、皮肤瘀点等，临床少见。

2. 结核性脑膜炎　结核性脑膜炎是由结核杆菌引起的脑膜和脊膜的非化脓性炎症性疾病。该类型疾病大多数起病隐匿，病程缓慢，但也可出现急性或亚急性起病，症状往往轻重不稳定，其病程发展常表现如下。

（1）早期：该期患者起病较为缓慢，多数患者表现间断头痛，但是在接受范围内，可以忍受，此症状常被误诊为其他疾病。同时，该期伴有不规则低热（体温 37～38℃）、盗汗等。早期症状一般会持续 1 个月左右。

（2）中期：此期逐渐出现头痛加剧，伴呕吐，但无恶心，严重时会发生喷射状呕吐。此外，体温明显升高，上升至 38.5℃以上，热退时仍存在头痛现象。出现病理反射、颅神经障碍症状，最常见动眼神经障碍、复视、瞳孔散大等，甚至失明。此期一般持续 2 周不等。

（3）晚期：随着病情进展，患者会出现不同程度的意识障碍，从嗜睡发展到昏迷，深浅反射消失或形成脑疝终致死亡。另外，还有部分患者可能会发生肢体瘫痪，根据病变侵犯中枢神经系统部位的不同，可出现单侧肢体瘫痪或截瘫、大小便失禁、癫痫发作等。

（4）慢性期：治疗不顺利或非系统治疗会使病情迁延不愈，临床症状常表现为持续高颅压、头痛、发热或伴随长期的癫痫、大小便失禁等。

（5）其他：个别患者均无上述分期表现，可仅以癫痫发作、单瘫或斜视或嗅觉异常等脑内局限性结核病灶表现为主。

（三）"森林烦恼" 之真菌感染

最常见的是新型隐球菌脑膜炎。新型隐球菌感染分布广泛，例如水果、奶类、土壤等，为条件致病菌。常见表现如下。

① 起病隐匿、进展缓慢。早期表现为不规则热、间歇性头痛且持续性进行性加重。免疫功能低下者，可急性起病，常表现为发热、头痛、恶心、呕吐等。

② 多数患者有明显的颈强直和 Kernig 征，少数患者出现精神症状，如烦躁不安、人格改变、记忆衰退。

（四）"森林烦恼"之变性疾病

1. 朊蛋白病　①克-雅病（CJD）（最常见）；②其他人类朊蛋白病。

2. 螺旋体感染性疾病　①神经梅毒；②神经莱姆病；③神经系统钩端螺旋体病。

3. 寄生虫脑病　①脑囊虫病；②脑型血吸虫病；③脑棘球蚴病；④脑型肺吸虫。

4. 艾滋病

三、化解"森林" 的"烦恼"——治疗

疾病就像弹簧一样，你强它就弱，你弱它就强。所以说，对待疾病

不可轻视，也不必过分忧愁。积极树立起战胜疾病的坚强信心，始终坚持早发现、早治疗的原则。

（一）化解"森林烦恼"之病毒感染

*1. **病毒性脑炎（单纯疱疹性脑炎）*** 对于单纯疱疹性脑炎而言，早期的诊断和治疗是降低本病死亡率的关键。抗病毒治疗时单纯疱疹性脑炎的主要治疗手段。也有资料显示，可以根据脑组织的病理环境，在有效抗病毒药物治疗基础上，给予糖皮质激素治疗，激素可调控免疫炎性反应，在一定程度上改善了脑炎预后。

（1）抗病毒药物治疗

① 阿昔洛韦（ACV）：是治疗 HSE 的首选药物。阿昔洛韦是广谱抗病毒药物，不仅对 HSV-1 和 HSV-2 均有强烈的抑制作用，还对水痘-带状疱疹病毒有抑制作用，但其对巨细胞病毒的抑制作用相对较弱。若病情较重，可延长治疗时间或者再重复治疗一个疗程。当临床提示 HSE 或不能排除 HSE 时，应立即给予阿昔洛韦治疗。阿昔洛韦的不良反应相对较少，主要有恶心、呕吐、血清转氨酶升高、皮疹、谵妄、震颤等。

② 更昔洛韦（GCV）：更昔洛韦的抗病毒谱与阿昔洛韦类似，不同的是更昔洛韦对巨细胞病毒有强烈的抑制作用。其不良反应主要与使用的剂量相关，一旦药物停止使用，不良反应便随之消失。其主要不良反应包括肾功能损害和骨髓抑制（中性粒细胞、血小板减少）。

（2）肾上腺皮质激素：理论上来说，肾上腺皮质激素可抑制神经炎症反应而获益，但同时也会加剧中枢神经系统的病毒感染而加重病情。对应用肾上腺皮质激素治疗本病尚有争议，目前仍没有确切依据支持所有单纯疱疹性脑炎患者都可以使用肾上腺皮质激素。仅对于严重脑水肿不适于腰椎穿刺患者可酌情使用。

（3）对症支持：当患者表现出高热、抽搐、精神症状或颅内压增高等现象时，可分别给予降温、抗癫痫、镇静和脱水降颅压等方式进行对症治疗。一旦患者翻身昏迷，首先应保持呼吸道通畅，并维持水、电解质平衡。除此之外，还应给予营养代谢支持治疗，加强翻身拍背预防压疮、同时还需预防呼吸道感染和泌尿系感染等。当患者度过急性期后，恢复期可根据自身情况选择理疗、按摩、针灸等方式，来帮助肢体功能恢复。

2. 病毒性脑膜炎 病毒性脑膜炎由柯萨奇病毒或埃可病毒所引发的，一般采用激素（地塞米松）静脉滴注来控制炎性反应，成人剂量为15mg/d，儿童酌减。早期适量应用甘露醇及呋塞米（速尿）脱水剂可减轻脑水肿症状。当考虑尚难排除单纯疱疹病毒或水痘-带状疱疹病毒感染者，应及时应用抗病毒制剂。对发生呼吸困难、吞咽障碍及抽搐的患者应对症采用呼吸机、鼻饲饮食及药物处理。

疾病的预后取决于疾病的严重程度和治疗是否及时。HSE患者如果未经抗病毒治疗、不及时/不充分治疗或病情严重者，预后效果通常不理想，临床死亡率可达60%～80%。发病数日内及时给予充分的抗病毒药物治疗或病情较轻者，预后效果相对可观，但仍然存在约10%患者会遗留下不同程度的认知障碍、癫痫、瘫痪等后遗症。

（二）化解"森林烦恼" 之细菌感染

1. 化脓性脑膜炎

（1）抗菌治疗：早期使用抗生素。治疗效果取决于致病菌对药物的敏感性以及在脑脊液中所能达到的浓度。一般在确定病原菌前使用广谱抗生素。未确定病原菌时，头孢曲松或头孢噻肟常为首选药物。确定病原菌时，根据病原菌选择敏感抗生素。

（2）激素治疗：适用于病情较重和没有明显激素禁忌证的患者。此方法是通过激素稳定血脑屏障，常选用地塞米松。

（3）对症支持治疗：高颅压者行脱水治疗、高温者使用物理降温或使用退热药、癫痫者选用抗癫痫药物终止癫痫发作。

2. 结核性脑膜炎 该病治疗原则为早期、联合、合理用药及系统治疗。

（1）抗结核治疗：用药包括异烟肼、利福平、吡嗪酰胺、乙胺丁醇、链霉素等。

（2）皮质类固醇激素：泼尼松龙为常用药。

（3）药物鞘内注射：常用异烟肼、地塞米松、糜蛋白酶、透明质酸、脑脊液压力高者禁用。

（4）降低颅内压：常用20%甘露醇、甘油果糖等。

（5）对症及全身治疗。

（三）化解"森林烦恼" 之真菌感染

新型隐球菌脑膜炎的治疗如下。

（1）抗真菌治疗：两性霉素 B、氟康唑等。

（2）对症及全身支持治疗。

（四）化解"森林烦恼" 之变性疾病

此类疾病暂无有效治疗或治疗效果不佳。

四、如何自我调节"森林" 的"烦恼"——健康教育

面对"烦恼"突然袭击，除了使用治疗手段外，还需重视关于疾病本身的基础知识。当一个人生病了，大部分人都知道要让患者好好休息、适当活动、饮食清淡、按时吃药等，但患者及家属还要知道以下具体护理内容。

1. *休息与运动* 急性期卧床休息，保持病室安静，减少探视，减少不良刺激，尽量去除和避免诱发因素。

2. *饮食护理* 给予高热量、高蛋白质、高纤维素、清淡易消化的饮食，补充足够水分。吞咽困难者给予鼻饲流食。

3. *用药护理* 告知患者及家属遵医嘱坚持服药，并定期到医院检查。住院期间，患者使用的抗病毒药物容易引起血管痉挛，故输注时注意速度要慢，不少于 1 小时。当应用脱水药时，需要注意观察尿量的变化，从而避免水、电解质紊乱；当对症治疗时使用抗癫痫药物，注意观察有无胃肠道反应，及时检查肝、肾功有无损害。

4. *心理护理* 疾病病程长短不一，病情轻重也有所不同，治疗有时起效不明显，患者容易出现焦虑、悲观失望等情绪。要经常与患者沟通，解释各种检查及治疗措施的重要性，及时解除焦虑、恐惧等不稳定情绪，使之正确认识和对待疾病。治疗过程中，根据患者的承受能力，及时告诉治疗效果和身体恢复情况，消除其顾虑。同时，积极分析患者的心理状态，了解患者的心理需求，给予患者情感的支持，并根据其疾病特点，帮助患者树立战胜疾病的信心，使其能够保持乐观情绪，积极配合医生治疗，促进早日康复。

5. *病情观察与护理* 密切观察患者神志、瞳孔、体温、呼吸、脉搏、血压及肢体活动情况，以及头痛的性质、部位及程度，观察意识状态有无加重，警惕脑水肿、脑疝的发生；癫痫发作者，注意观察并记录发作的部位、时间（持续时间和间隔时间），并保持呼吸道通畅，防止舌咬伤及其他外伤的发生。

6. *基础护理* 若发生中枢性高热，药物降温效果差，副作用也多，因此主要采取冰帽作头部物理降温。使用冰帽时需要注意的是，冰帽最好不要与皮肤直接接触，以防局部冻伤。高热时要充分给患者补充水分，热退后及时更换掉汗湿的衣服。高热时，有时会出现抽搐症状，发作时注意将患者头侧向一边，口腔内放牙垫，托起患者的下颌，以减少呼吸道阻塞。当患者出现昏睡时，让患者采取平卧位，将头偏向一侧，以防止分泌物过多引起窒息。当患者伴随精神症状时，需加强安全防护措施，以防止意外的发生。

总而言之，对此类患者的护理，最关键的是需要细心观察与护理，全力配合医生的方案，争取早期诊断、早期治疗，从而取得最佳的疗效。

人生在世，幸运之事可遇不可求。我们应该为生在这个世界而感到幸运。即使病魔无情地降临，我们也要好好地活着，笑着看这个世界。爱笑的人，运气不会太差！

第十五节 ➤➤
过山车式体会：眩晕

人的一生中会有许多第一次，第一次看海，第一次养小动物，第一次去郊游，第一次去游乐园……诸多的第一次中，最令人印象深刻的莫过于游乐园里的过山车了，时而倾斜、时而翻转、速度极快，一圈下来，整个人感觉天旋地转，面色苍白、恶心想吐。这种体验可以让人感同身受地理解眩晕患者的心情。眩晕是一类常见病，也是疑难病。据统计，内科门诊有5%的患者是眩晕症。其实，眩晕是某些疾病的综合症状，涉及许多临床科室，其中以前庭外周性眩晕居多，占总发病率的70%，其他为中枢性眩晕、非系统性眩晕。目前很多医院都开设了眩晕门诊，目的就是缩短就诊时间，达到精准诊疗。眩晕的一般临床表现为突然视物不清，眼前昏暗发黑；感到自己或周围的物体旋转或摇晃的一种感觉障碍，常常伴有呕吐、面色苍白、大汗淋漓。

一、目眩头晕，统称眩晕——定义

眩晕是目眩和头晕的总称，两者常同时存在，所以称之为"眩晕"。医学上解释为一种运动性或位置性错觉，造成人与周围环境空间关系在大脑皮质中反应，产生旋转、倾倒及起伏等感觉。随着人口老龄化的增长，此病的发病率也日益增长，绝大多数人都经历过此症状。但常常有人分辨不清眩晕与头昏，头昏表现为头重脚轻、步态不稳等。

临床上在眩晕可分为真性眩晕与假性眩晕。存在自身或对外界环境空间位置的错觉为真性眩晕，而仅有一般的晕动感并无对自身或外界环境空间位置错觉称假性眩晕。按病变的解剖部位可将眩晕分为系统性眩晕和非系统性眩晕，前者由前庭神经系统病变引起，后者由前庭系统以外病变引起。系统性眩晕又可分为周围性眩晕和中枢性眩晕。周围性眩晕发作时程度较重，常伴随有耳鸣、听力丧失、眼球震颤，以及出大汗、心慌等自主神经症状。中枢性眩晕，一般程度较轻，无耳蜗及自主神经症状，有时伴有头痛、锥体束征或意识障碍等。眩晕患者若未得到及时有效的治疗与护理，易出现焦虑、抑郁等负面情绪。

二、天旋地转，事出有因——病因

头晕目眩是每个年龄段都可能发生的一种症状。医生在门诊时，经常会碰到因为"眩晕"来就诊的患者。然而，眩晕症状虽然常见，但病因却多种多样，眩晕可由多种原因引起，最常见于发热性疾病、高血压病、脑动脉硬化、颅脑外伤综合征、神经症等。此外，还见于贫血、心律失常、心力衰竭、低血压、药物中毒、尿毒症、哮喘等。

据相关资料显示，眩晕的发病与患者发生前庭功能障碍等有密切关系。

三、甲乙丙丁，细说眩晕——分类

相对于乘坐过山车后的头晕目眩，患者自身产生的眩晕具有突发性、多样性。极易引起患者的身心不适，威胁生命安全。所有眩晕患者中，良性阵发性位置性眩晕患者居多。其中 50～59 岁为高发人群。眩晕分类表现如下。

（一）周围性眩晕

周围性病变引起的周围性眩晕又称"耳性眩晕"，是指内耳前庭至前庭神经颅外段之间的病变所引起的眩晕。临床上可分为以下几种。

1. 良性阵发性位置性眩晕（BPPV） 为头晕门诊常见病，临床常称之为"耳石症"。好发于老年人，常有特殊的诱发头位，恢复头位后数秒钟可缓解；在头位变动时，由于重力作用，游离耳石的运动刺激前庭末梢，导致前庭功能失调产生眩晕。适当的手法复位治愈率可达 80％～90％。

（1）BPPV 的临床表现

① 有一定的诱发头位或体位，头向受累侧耳活动头位时发作。

② 诱发头位或体位：坐起、躺卧、左右翻身、仰头、低头、弯腰、直腰、俯身、左右转头、头偏一侧。多发生于一种头位，少数可发生一个以上的头位。

③ 短暂发作，处于诱发体位时一般 3～6 秒后出现眼震，持续数秒至数十秒。

④ 呈良性、自限性，一般持续数周或数月后可自行缓解，但可复发。

⑤ 有些患者唯一体征是体位试验阳性。

⑥ 3 个月不愈或丧失劳动力为顽固性，有时持续数年；单纯该病不引起听力下降。

对于良性阵发性位置性眩晕来说，不同的发病部位会引起不同的眼震。所以，根据患者发病部位、眼震情况以及诱发体位，临床医生便可以做出相对准确的判断。

（2）BPPV 典型的眼震表现特点

① 后半规管 BPPV 的眼震特点：受试耳向下时出现背地性扭转性眼震（以眼球上极为标志），回到坐位时眼震方向逆转。

② 水平半规管 BPPV 的眼震特点：双侧变位检查均可诱发向受试耳的水平眼震，以向患侧明显（管结石）；双侧变位检查均可诱发向对侧耳

的水平眼震，以向患侧明显（嵴帽结石），眼震的持续时间数秒至数分钟不等。

③ 前半规管 BPPV 的眼震特点：患耳向下时出现垂直向地性扭转性眼震，回到坐位时眼震方向逆转。管结石症眼震持续时间<1 分钟；嵴帽结石症眼震持续时间>1 分钟。

2. 梅尼埃病　发病年龄较轻，发病前会有相应前兆，患者会感到耳鸣症状，继而出现旋转性眩晕、恶心、呕吐等症状。发作呈现阵发性，每次持续数分钟至数小时，而后逐渐缓解进入间歇期。

3. 急性迷路炎　常与病毒感染有关，先有上呼吸道感染的症状，缓慢出现晕眩，大约 3 天后出现最严重的晕眩，之后 3～6 周慢慢复原。

4. 听神经瘤　压迫听神经，就会造成听力丧失；压迫前庭，就会造成眩晕症；压迫小脑，就会有平衡感失调的症状。

（二）中枢性眩晕

中枢性眩晕又称"脑性眩晕"，是指前庭神经颅内段、前庭神经核及其纤维联系、小脑、大脑等病变引起。

1. 多发性硬化症　若影响到前庭神经核，就会造成眩晕症。

2. 椎基底动脉循环障碍　因为脑部血管循环障碍造成眩晕，发作时，偶尔会伴随着类似脑卒中的相关症状。

3. 占位性病变　如小脑肿瘤、第四脑室肿瘤、脑干肿瘤等，直接压迫、破坏前庭神经核和前庭小脑通路所致。

4. 炎性疾病　如急性小脑炎、脑干脑炎，病因未明，病前 1～4 周多有上呼吸道或肠道病毒感染史，累及前庭神经核团、内侧纵束或前庭小脑联络线会出现眩晕症状。

四、及时就诊，复旧如初——治疗

眩晕患者若未得到及时有效的治疗，将严重影响患者的生活和工作。眩晕危害大，积极治疗是关键。

（一）位置诱发试验

Dix-Halllpike 变位性眼震试验，也被称为 Barany 试验或是 Nylen-

Barany 试验，是 BPPV 诊断中最常用和最重要的检查。对于水平半规管 BPPV，该检查可能引不出眩晕和眼震，最好的检查是做滚转试验。

（二）耳石复位治疗

手法复位治疗效果较好，有经验的医生采用手法复位治疗的缓解率可高达 90%。但此方法非常依赖医生的经验，复位的角度、速度等均很重要，要达到精确化治疗对医生的要求很高。

1. 后半规管和前半规管 BPPV　主要采取 Epley 耳石复位法。

2. 水平半规管 BPPV　复位方法有 Barbecue 翻滚疗法。

3. 复位治疗的并发症

① 后半规管 BPPV 经复位治疗后出现水平半规管 BPPV，可能是由于治疗后耳石进入水平半规管，这种并发症均可再经复位治疗处理，预后良好。

② 有些患者由于复位治疗后要限制一段时间的颈部活动，会出现颈部僵直、肌肉痉挛，经过适当活动及对症治疗后一般都可消除。

4. 复位的注意事项

（1）有时 Dix-Hallpike 试验呈阴性，若有典型的位置性眩晕史，应另择时间重复试验。临床上诱发出眼震的一侧为患侧，对眼震不明显者，往往以眩晕程度更强侧作为患侧。

（2）部分患者会治疗失败，原因可能是多方面的。

① 复位手法应用不恰当或由于半规管解剖变异，未能使半规管中颗粒在头位改变过程中按预期方向全部排出。

② 颗粒在向前庭移行过程中部分黏附于膜性半规管尤其是总脚处，并引起膜性半规管狭窄，进一步阻碍其余颗粒的排出。

（3）对多次复位无效的病例，一定要注意排除中枢、颈椎病变引发的眩晕。部分患者在治疗后出现头昏、头重足轻感，但不久消失。这可能与耳石碎片进入椭圆囊，造成局部刺激所致。人体对此刺激存在一个适应过程。

（4）若患者的症状或诱发症状过于剧烈，可先给予镇静、止吐等药物对症处理，再行复位治疗；若在复位治疗过程中诱发症状过于剧烈，应注意是否出现耳石嵌顿于半规管内，可将患者体位按原治疗顺序反向转变。

（5）复位后注意：手法复位后，患者应在治疗室等待 10 分钟，然后，由患者家属自行带回家；3 天内需半卧位睡眠、禁止平卧、头部抬高 30°～45°为宜。侧卧睡眠 2～3 天，耳石复位后 7 天内高头位睡眠，注意避免躺向患侧，颈部 1 周内不要做剧烈活动，2～3 天内避免过度过伸，为预防不自主头部运动，可佩带颈围以限制头动。

（6）BPPV 手法复位的禁忌证

① 各种心脑血管疾病的急性发作期。

② 静脉血栓及有破裂出血倾向疾病，如主动脉瘤、肝内大型血管病。

③ 孕期妇女。

④ 无行为能力人、颈椎病患者。

（三）BPPV 药物对症治疗

桂利嗪或氟桂利嗪等有一定效果，也可以加服血管扩张药等。

（四）手术治疗

适用于病程在 1 年以上，保守治疗无效，活动严重且有强烈要求手术意愿的患者。目前使用有后壶腹（单管）神经切断术和 PSC 阻塞术。前庭神经切断术与迷路切除术因破坏内耳功能，已经很少使用。

五、均衡膳食，一劳一逸——健康教育

（一）饮食调理

眩晕患者的饮食调理很重要。在眩晕的急性发作期，应嘱患者适当控制水和盐的摄入量。现代医学认为，这样可减轻内耳迷路和前庭神经核的水肿，从而使眩晕症状缓解或减轻发作。所以在饮食方面，患者应该多吃清淡的食物，可常食用鱼、肉、蛋、蔬菜、水果等食物，而肥腻辛辣制品（如肥肉、辣椒、胡椒等）容易助热、耗气，不宜多食；少吃生冷、高脂肪、含盐量过高、甜食或非常油腻的食物，戒烟少酒。患高血压病、脑动脉硬化症的患者应当慎用辛辣之物。

（二）放松休息

过度疲劳或睡眠不足为眩晕症的诱发因素之一。不论眩晕发作时或发作后都应让患者注意休息，在眩晕症急性发作期应卧床休息。如椎基底动脉供血不足引起的眩晕，站立时症状会加重，卧床时症状可减轻。若平躺时发生呕吐，应注意头偏向一侧，防止呕吐物窒息，家属要帮忙及时清理呕吐物，保持床单位清洁无异味。尽量让患者处于安静的环境下，保证充足的睡眠和休息。患者可以经常去室外比较幽静的地方散步，多呼吸新鲜空气。少去拥挤及空气污染大、不流通的地方。建议患者平时在工作与生活中不要过于忧虑，不要给自己很重的心理压力，多参加一些简单的娱乐活动，都有利于预防头晕和眩晕的发生。

（三）安全指导

① 嘱患者眩晕发作时要绝对卧床休息，头部不要左右摆动。

② 尽量不要做转体活动，以免诱发眩晕。

③ 家属应加强陪护，照顾好患者在发病期间的任何活动，如漱口、洗脸、协助进食等，防止患者意外跌倒受伤。

④ 告知患者随身携带病情卡或者病员服，佩戴腕带，以便医生能在最短的时间内明确判断，协助诊治。

六、恢复功能，坚持锻炼

功能锻炼是一个循序渐进、逐步递增的一个过程，这种功能锻炼最好在专业人员指导下进行，即使自我训练，也应有家属陪同。

功能锻炼方法如下。

（1）仰卧，眼睛注视天花板，眼睛依次向上、下、左、右移动和观看。刚开始时，可能会有眩晕的感觉，可循序渐进地重复练习，直到症状消失。

（2）仰卧，将手臂向前伸直，视线由远及近停留在自己的手指，循环重复这些动作。直到整个过程没有眩晕出现，开始进行头部运动。

（3）头部运动：睁开眼睛，然后闭眼，沿着前、后、左、右 4 个方向活动。

（4）坐位进行上述眼和头的运动练习，然后耸肩和转肩，弯腰拾物，无不适后身体站立，重复以上眼、头、肩的动作。

（5）坐位进行左右手相互传球练习：首先睁眼，然后闭眼进行锻炼，坐位适应后，可以换成站立位进行传球练习。

（6）转身练习：先坐着进行左右转身，然后站立进行转身运动。

（7）最后，在睁眼与闭眼的状态下，进行室内行走活动。再进行上下坡的行走，进而进行上下台阶、下蹲练习。

七、定时用药，注意自查

眩晕病情轻者，只要治疗护理得当，大多患者预后良好；若未及时治疗，发作频繁、持续时间较长者，已经严重影响工作和生活的患者，则难以根治。除此之外，眩晕也有自愈的特征。

① 严格遵医嘱用药，若发现牙龈出血、皮下黏膜出现瘀点、瘀斑等情况，应及时告诉医生和护士。

② 尤其针对阿司匹林肠溶片的服用，需要注意服药后是否会出现恶心、呕吐、腹胀、腹痛等不适，若出现应及时告诉医务人员。

近几年来，多个学科对眩晕的关注也越来越多。多个眩晕相关学术机构相继成立，推动了国内眩晕医院研究的进展。

第十六节 ➡➡

"天下第一痛"：三叉神经痛

在神经疾病中有一种最常见的疼痛，每当疼痛发作起来让人痛不欲生，因此被称为"天下第一痛"，学名称之为"三叉神经痛"。它的发生不受行为动作的影响，比如说话、洗脸、刷牙或者走路时都有可能会导致剧烈疼痛。

据相关资料显示，国内统计的三叉神经痛发病率 52.2/10 万，女性发病多于男性，发病率也可随着年龄的增长而增长，50～70 岁的中老年人群中较为常见，它的发生会对患者的日常生活造成很大的困扰，脸部的阵阵刺痛让患者心力交瘁，严重影响了患者的生活质量。

一、"天下第一痛"的定义

三叉神经是第Ⅴ对脑神经，为混合神经，也是面部最粗大的神经。分别由眼支、上颌支下颌支汇合而成。三叉神经痛别称"疼性抽搐"，是以一侧面部三叉神经分布区（即第Ⅴ脑神经）内反复发作的单侧撕裂性或电击性阵痛为主要临床表现的一种慢性疾病。疼痛呈周期性发作，发作间歇期同常人一样，一旦发作起来，就让人难以忍受，甚至会产生濒死感。

二、"天下第一痛" 的病因

有相关学者认为三叉神经痛是微小血管压迫神经、多发性硬化、肿瘤、外科手术、创伤等所致，但仍未被完全认可。

1. 原发性三叉神经痛 原发性三叉神经痛指具有临床症状，而各种检查未发现与发病有关的器质或功能性病变者，其发病机制主要包含了外周学说、中枢学说。其中外周学说又分为三叉神经微血管压迫学说和三叉神经脱髓鞘学说。中枢学说主要为癫痫样神经痛学说。

2. 继发性三叉神经痛 继发性三叉神经痛见于桥小脑角和中颅窝的某些肿瘤、血管畸形、动脉瘤和蛛网膜炎等，其中以桥小脑角的表皮样囊肿最多见。也可见于抬高的岩骨嵴、圆孔或卵圆孔的狭窄等骨质发育异常。还可发生于三叉神经炎症、多发性硬化、脑干或丘脑内某些器质性病变。

三、"天下第一痛" 的症状

患者会出现以下一种或多种症状。

① 患者面部会有电击样、针刺样、刀割样或撕裂样疼痛，在进展为痉挛样疼痛前，可能表现为持续的疼痛，有焦灼感。

② 疼痛出现在三叉神经支配区域，一般不超过中线。包括颈部、下颌、牙齿、牙龈、口唇，少部分出现在眼部和前额，通常只表现为一侧面的三叉神经痛，罕见情况下，可以影响双侧面部。

③ 每次疼痛发作持续几秒钟到几分钟不等，间歇如常人。

④ 疼痛可以局限在一点，也可以范围广泛。

⑤ 疼痛自行发生或有诱发因素，例如触摸脸部、咀嚼食物、说话或刷牙。

⑥ 面颊、口唇、鼻翼、舌头、下颌等是敏感区，轻轻触碰就可能诱发三叉神经痛，医学上把这些部位称为"扳机点"或"触发点"。

⑦ 随着时间推移，疼痛发作可能越来越频繁，程度越来越重。

四、"天下第一痛" 的治疗

三叉神经痛作为一种面部疾病，而面部又是人们比较敏感的区域，它的到来肯定会给患者带来很多不好的影响，比如说情绪低落、焦虑、抑郁等，因此，如何缓解三叉神经痛越来越受到大家的关注。

三叉神经痛的治疗方法较多，主要分为药物治疗、手术治疗、伽马刀放射治疗和针刺治疗四个方面。

（一）药物治疗

三叉神经痛是一种慢性疼痛综合征，首选治疗方法是药物治疗，药物治疗对大部分患者会起到有益的效果，可供选择的药物很多，但真正有效且副作用小的药物却很少。

1. 抗癫痫药物 卡马西平（或奥卡西平）和拉莫三嗪等药物目前被认为是最有效的，其次为巴氯芬。

抗癫痫药对80%以上的患者有效。某些癫痫症模型与神经痛模型的病理生理学机制有相似性，支持使用部分抗癫痫药治疗神经痛。奥卡西平对于三叉神经痛具有显著的止痛作用，特别对于那些使用卡马西平、加巴喷丁等药物无效的患者。

2. 神经阻滞药物 目前，有越来越多的证据表明，精神类药物大麻和大麻素类对于缓解神经疼痛和痛觉增敏可能有效，可能是因为大麻素类能抑制痛觉。

3. 其他药物 实验表明舒马曲坦皮下注射或口服对三叉神经痛能起到迅速和持久的止痛效果；A型肉毒杆菌毒素（BoNT/A）是一种有效的治疗方法且无大的副作用，但仍需随机安慰剂对照临床试验来进一步验证；肉毒杆菌毒素对治疗顽固性三叉神经痛有效，且无显著副作用；其他治疗药物还有如内皮素 ET（B）受体拮抗剂、γ-氨基丁酸吸入抑制

剂等。

（二）手术治疗

当药物治疗未达到缓解疼痛满意效果，或者造成无法接受的副作用，或者患者对药物产生耐药性，此时应当考虑适宜的手术治疗。手术治疗大体有3种类型，包括微血管减压术、经皮穿刺微球囊压迫法、经皮穿刺射频热凝术。

1. 微血管减压术　该法为先进行传统的全身麻醉。在脑干出口三叉神经暴露处，将压迫的血管移动，而以聚四氟乙烯树脂填补。

该方法能为患者提供长期的疼痛缓解效果，但该法也存在着风险和复发。特别是对于老年人来说，由于动脉粥样硬化，血管变得坚硬和弯曲，而很难移动。对他们来说，损害神经以防止其传递异常疼痛信号，通常是更好的选择。

相比之下，与其他破坏性操作相比，微血管减压术是一项低并发症的不错选择。同时新型三维磁共振造影术技术可为患者实施微血管减压术提供诊断和决策价值。

2. 经皮穿刺微球囊压迫法　该法是将患者短暂全身麻醉，经皮穿刺卵圆孔，导入4号Fogarty血栓切除球囊导管入Meckel's腔压迫三叉神经节。

主要优点是无须特殊设备，有经验医生可半小时内完成手术；缺点是部分病例治疗后近期会感觉同侧轻度感觉减退及咀嚼肌肌力减退。另外，该手术还可能发生三叉神经抑制反应。但该方法效果显著且技术简单，尤其对老年人来说，或许是首选手术疗法。

3. 经皮穿刺射频热凝术　该方法利用传导痛觉的Aδ纤维和C类纤维与传导轻触觉和角膜反射的Aβ纤维对热的敏感性不同，通过$60\sim90℃$温度破坏神经纤维。该方法早期疼痛缓解率达$80\%\sim90\%$，复发率为$15\%\sim30\%$。

（三）伽马刀放射治疗

伽马刀放射治疗采用局麻将4个铝针附着在颅部，然后应用核磁共振成像法，定位神经。该法的显著特点是，采用趋实体框架，使得多种低剂量光束汇聚在一点并达到最高辐射量，从而破坏神经，该法无痛且患者当天可以回家，最大的不足为辐射具有延迟效应，患者从损伤到复原需要 2 周到几个月时间。

疼痛发作频率小，或疼痛部分被药物控制的患者，该法尤为适合。该方法治疗效果明显，但仍会有复发病例。

（四）针刺治疗

针刺治疗是通过面部将针刺向颅出口处三叉神经，同时借助热、酒精或者压缩方法，破坏神经。

该法术后患者可获得即刻疼痛缓解，临床表明，针刺是治疗三叉神经痛既有效又安全的选择。该疗法特别适用于那些对于药物治疗无效，或者因为手术治疗危险而无法进行手术治疗的患者。

虽然目前治疗三叉神经痛方法有很多，但首选治疗仍是药物治疗，药物控制不佳时，可考虑针刺或者手术治疗，手术的选择具有多样性，应根据患者个体差异选择合适的手术方式。

五、"天下第一痛"的预防

（一）日常护理

① 嘱患者利用疼痛发作后间歇期，清洁颜面、口腔，保持个人卫生，避免其他疾病发生。

② 用温水洗脸刷牙，避免冷水刺激。

③ 注意气候变化，避免风吹和寒冷气候对颜面部的刺激，外出戴口罩或头巾。

④ 保持乐观情绪，避免急躁、焦虑等诱发疼痛。

（二）饮食调理

除了日常护理外，还要通过饮食调理增强自身体质，如宜吃绿豆、丝瓜、粳米、黄瓜、苦瓜、马齿苋、绿茶等清热解毒的食物，可多吃新鲜的水果和蔬菜，以补充足够的维生素。避免辣椒、烟酒等刺激性食物。

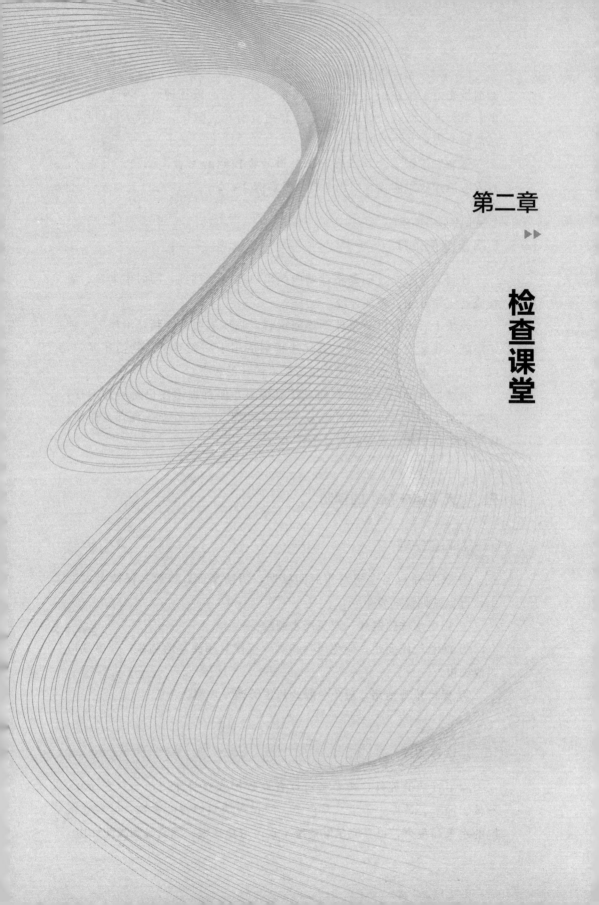

第二章

▶▶

检查课堂

第一节 ➤➤➤

医学江湖"四大穿刺"之神秘的腰椎穿刺

腰椎穿刺是神经科临床常用的检查方法之一，它与胸膜腔穿刺、腹腔穿刺、骨髓穿刺合并称为医学江湖之"四大穿刺"。但是很多人对腰穿不了解，谈"穿"色变，内心充满恐惧感，觉得抽了自己的"骨髓"，会损伤脊髓和影响健康。但实际上并非如此，今天我来跟大家谈一谈江湖人称"一针见水"的腰椎穿刺。

一、解惑腰椎穿刺

腰椎穿刺简称腰穿，又叫腰椎穿刺术，即操作者从患者背后腰部脊椎处用穿刺针取适量脑脊液或注射药物，以了解颅内压、脑脊液情况等，是协助临床医生诊断和治疗疾病的一个重要操作，简便易行，也较为安全。很多人担心可能"损伤脊髓"，其实脊髓在脊柱椎管内有很长的一段，成年人在第 1 腰椎以下已没有脊髓，而是一个较宽大的脑脊液池，里面浮动着许多像马的尾巴一样的神经束，叫马尾神经，腰穿检查常取腰部第 3～第 4 或第 4～第 5 椎间隙进行，这样就不会损伤脊髓神经。

那么，什么是脑脊液？其实我们头颅和脊椎是连贯的，类似倒过来的啤酒瓶，上粗下细，装了脑和脊髓。大脑和脊髓里面的液体就称为脑脊液。脑脊液是活水，它不断地被生产出来，又被不断地以大约相等的数量吸收掉。成人脑脊液总量为 120～150mL，其产生的速度每 24 小时为 400～500mL，每天更新 4～5 次，以保持动态平衡。所以，腰穿时取出 2～4mL 脑脊液，10 分钟即可补足，对身体不会产生影响。因此，如果病情需要做腰穿检查时，患者和家属应该很好地配合，以明确疾病诊断。那脑脊液日日夜夜地"走来走去"，循环往复，它究竟在忙什么呢？脑脊液里面含有蛋白质、葡萄糖、氯化物等，可以带给脑和脊髓必需的营养，还可以把大脑和脊髓不需要的、有害的废物带到血液里从而分泌出去。此外，脑脊液还有一定的"屏障作用"，可以防止某些细菌、病毒或有害物质侵犯大脑和脊髓。

脑和脊髓也会生病，当外面的细菌或病毒入侵到了神经系统，这时，临床医生们需要做一个腰穿检查，抽取一些脑脊液去检验，根据脑脊液的成分变化协助诊断疾病。有些患者会由于颅内压力增高而引起的剧烈头痛症状，医生也会根据测量颅内压，在需要时抽出一些脑脊液以减轻颅内压力。因为脑脊液在不断地循环流动，如果脑和脊髓出了问题，有时也可以直接将药物注射进脑脊液中，借脑脊液"走来走去"而将药物直接送到病变部位，以达到治疗的目的。总而言之，脑脊液不可没有，也不能过多，也不能颜色浑浊变质，否则都是身体出现了红色预警。

二、哪些人需要做腰穿检查

腰穿用于协助疾病诊断的适应证如下。

① 需要留取一定量的脑脊液做各种检查，以明确是否为中枢神经系统疾病，包括各种原因引起的脑膜炎和脑炎、蛛网膜下腔出血、脑膜癌等的诊断。

② 测量颅内压力和了解蛛网膜下腔是否阻塞等。

③ 脊髓病变和多发性神经根病变的诊断及鉴别诊断。

④ 肿瘤性疾病的诊断与治疗：用于诊断脑膜白血病，并通过腰椎穿刺鞘内注射化疗药物治疗脑膜白血病。

⑤ 注入放射性核素行脑、脊髓扫描和鞘内药物治疗等。

⑥ 怀疑颅内压异常，注入液体或放出脑脊液以维持、调整颅内压平衡。

三、哪些情况不可以做腰穿检查

① 如果患者有颅内压明显升高倾向，比如常见的颅内高压"三主症"：剧烈头痛、呕吐、视盘水肿时，或已有脑疝迹象，特别是怀疑后颅窝存在占位性病变。

② 穿刺部位有感染灶，比如皮肤炎症等。

③ 有明显的出血倾向或病情危重不能够随意搬动的。

④ 脊髓压迫症的脊髓功能处于即将丧失的临界状态。

四、让腰穿"一针见水"，不再恐惧

腰穿的操作流程如下，让腰穿不再神秘。

① 在做腰穿时医生会让患者侧卧于硬板床上，首先要摆好体位，一般患者需要背部与床面垂直，屈膝至胸前，两手抱膝紧贴腹部，使躯干呈弓形，弯成虾米状；或由医生助手在操作者对面协助患者，用一手抱住患者头部，另一手挽住双下肢腘窝处并用力抱紧，从而充分暴露脊柱，增大棘突之间的间隙，方便操作者进针。

② 一般的临床医生会从腰 3～腰 4 或腰 4～腰 5 的椎间隙穿刺，需要在患者后背进行定位。

③ 接下来是在局部皮肤常规消毒，医生会戴橡胶手套，采用无菌技术，局部浸润麻醉，用穿刺针沿棘突方向缓慢刺入。成人进针深度为 4～6cm，儿童则为 2～4cm。进针之后，操作者会让患者把下肢稍伸直，因为此时要测椎管内的压力，屈膝至胸前的体位会增加腹内压，从而影响椎管内压力，导致测得的压力偏大。

④ 最后穿刺点稍加压止血，敷以消毒纱布并用胶布固定。

五、腰椎穿刺前，你需要了解的

① 做腰穿前，一般医生会提前通知，可在前一天洗个澡，特别注意腰背部皮肤清洗干净，方便医生彻底消毒。

② 穿刺前，需要患者尽量配合保持侧卧位，头颈部和两膝尽量屈向胸部，腰背部向后弓，这种屈曲位使腰部屈曲，棘突间的椎间隙变宽，便于操作和减轻损伤。

③ 在腰穿过程中，患者尽量不要咳嗽，不能乱动，因穿刺针已经在椎管中，患者动作太大容易被误伤组织。患者手不能碰无菌巾（操作者铺在患者背部的单子），否则容易导致感染。

④ 操作过程中有任何不适，如头痛、恶心、胸闷气促等，要立即告知操作医生，必要时停止操作。

⑤ 腰穿过后，一般医生会交代，常规使患者平卧 4～6 小时，不要放枕头，不要抬头，绝对卧床，大小便也在床上，可以使用便盆或尿壶协助，若未绝对卧床，多数患者会出现低颅压性头痛。对于颅内压偏高的人，腰穿后要密切观察患者病情变化，一旦出现呼吸困难、剧烈头痛、意识障碍等情况，要立即告知医生。

⑥ 腰椎穿刺在医学上被称为"有创性操作"，也是侵入性人体的一种穿刺操作，可能给身体带来一些头痛、腰酸、腰部疼痛等症状，一般

大多都会自行缓解，不必过度担心。

六、腰穿常见并发症处理

腰穿作为某些疾病常规检查方法之一，意义重大且不可替代，但作为一项侵入性有创操作，必然存在一些并发症风险。

1. 低颅压性头痛　腰椎穿刺后低颅压性头痛是最常见的并发症症状，可发生于 10%～40% 的患者。

头颅和脊椎是相通的，类似倒过来的啤酒瓶，上粗下细，脑脊液就在里面流动。腰穿后脑脊液少了，颅内压力变低，导致头痛。通常在腰穿后 24 小时出现，持续 5～8 天，严重的体位性头痛是低颅压的主要症状，表现为起床后头痛加重，平卧后缓解或减轻。虽然这类头痛没有严重危险，但其程度可能很严重，且常见镇痛方法（如阿片类镇痛药）对其缺少疗效。

如何紧急处理呢？此时让"啤酒瓶"躺下，向下流的脑脊液变少，颅内压力降低相对缓解，头痛也可缓解。同时大量饮水，必要时遵医嘱给予补液。临床工作中，大多数严格遵医嘱平卧的患者不会出现头痛。

2. 腰背部疼痛　可能与腰椎穿刺部位神经根后方受刺激有关，其发生原因与脑脊液从硬脊膜穿刺点漏出和在硬膜外聚集有关，多数可以自行缓解，不必紧张。这个需要医生在穿刺前做好评估，选择适当腰穿针型号，可以减少腰背痛的发生率。

3. 干穿（未穿出脑脊液）　通常由于患者腰穿时姿势不正确（没有完全屈曲，腰棘突间隙没有完全打开）和穿刺针方向不适合而导致穿刺针碰到骨质结构，受到正上/下方椎骨棘突或偏侧上、下方关节突的阻挡，也可能会损伤椎间孔内的脊神经。

4. 脑疝　最危险并发症，易发生在颅内压增高者。发生原因多数与腰穿瞬间降低了脊蛛网膜下腔压力有关。因此在操作前进行评估，严格掌握腰穿适应证，可预防脑疝的发生，即颅内压明显升高者禁止腰穿，在腰穿的过程中脑脊液放出量也应限定在最小量。

5. 感染　较少见。可能由于腰穿皮肤消毒不彻底或无菌操作不当，或局部皮肤有炎症、感染灶等引起。因此，强调操作过程的绝对无菌至关重要。同时腰穿过后，患者 3 天内尽量不要洗澡，防止腰背部腰椎穿刺处伤口碰到水感染。

6. 蛛网膜下腔出血及硬膜下血肿 损伤蛛网膜或硬膜的静脉所致，通常出血量较少，可自行愈合。

第二节 ——》》
读懂大脑的语言：脑电图检查

脑电图检查是神经科的一项专科检查，对于很多疾病的诊断必不可少。可有些患者不了解脑电图检查原理，觉得它很"吓人"！原来他们看到隔壁病友做脑电图检查时，脑袋上面全部接上了长短不一、颜色各异的"电线"（导联线），所以就以为脑电图是用电去检查脑袋，因而担心会损害脑组织。这其实是一种误解。今天我们来讲讲医生们是如何通过脑电图来读懂晦涩的大脑语言。

一、"大脑发电厂" 的工作原理——解说脑电图

脑电图是脑生物电活动的检查技术，通过测定自发的有节律的生物电活动以了解脑功能状态。通俗点来讲，人体内一切活着的细胞，都在不停地产生微小电流，称为"生物电"。大脑也就相当于一座"微型发电厂"，脑细胞的活动也会产生自发性、节律性的电流。经测定，大脑产生的电流极其微弱，电压很低，只有几十到几百微伏，1 微伏为 1/1000000 伏。一般家用的交流电电压是 220 伏。人的大脑产生的脑电压仅是市电电压的 1/200000000 伏，所以是一座"微型发电厂"，但将这种生物电放大成千上万倍后，便可用图线描记出来。如果画的是脑的电流图，就称为脑电图。同样的，还有心电图、肌电图、胃电图等。因脑被厚厚的头骨包裹，需要借助特制的电子仪器，将微小的脑生物电讯号放大几百万倍，描记在记录纸上呈现出曲线图，尽管图线是弯弯曲曲的，但都有其规律性和科学性，因此，专业技师能看懂它的意思，并据此作出正常或异常的判断。所以说脑电图检查是一项无痛、无创伤性的检查技术，可以说对身体没有任何的损害。

二、什么情况下需要做脑电图检查

有一些患者因为对脑电图检查不了解，经常会问：我已经做过 CT、核磁共振了，为什么还要做脑电图？其实脑电图检查主要是为了评估脑功能，以及发现一些 CT/MRI 看不到的异常状况。正常的波形代表正常的脑电图，如果患有疾病，就可能出现各种类型的异常波形。对于以下几种情况，是需要做脑电图的。

（1）癫痫：癫痫的发作与大脑神经细胞异常活动放电有关，在脑电图的表现上具有相当的特异性，阳性率可以达到 70% ～ 90%，因此对癫痫诊断价值最大，可以帮助确定诊断和分型，判断预后和分析疗效。

（2）各种脑部疾病的诊断及定位：常用于脑肿瘤、脑外伤、颅内血肿、脑炎、脑寄生虫病、脑脓肿、脑血管病及其他脑病和昏迷的患者。

（3）判断脑部是否有器质性病变：特别对判断是精神病还是脑炎等其他疾病造成的精神症状很有价值，还能区别癔症、诈病或者是真正患有脑部疾病。

（4）用于生物反馈治疗。

三、脑电图的分类有哪些

目前很多患者对脑电图究竟做多长时间，讨论说法不一，有人说 30 分钟、2 小时、24 小时……那么，各种脑电图检查有什么不同呢？各有什么优缺点呢？

目前各大医院的脑电图检查主要有 3 种。

1. *常规脑电图*　一般做半个小时左右，优点是时间短，容易配合，缺点是癫痫样放电随机性很大，如果半小时内没有异常放电，就难以捕捉和记录到，所以目前使用率在逐渐下降。

那如果延长检查时间，尤其是在患者日常生活状态下进行脑电图检查，更容易捕获到异常放电了吧？基于这种考虑，人们发明了动态脑电图检查。动态脑电图监测通常可连续记录 24 小时左右，因此又称 24 小时脑电图监测。

2. *动态脑电图*　也叫做便携式脑电图，该脑电图没有录像设备，在监测过程中，常常需要患者或家属将 24 小时内日常活动记录下来，便于技师读图分析时参考，比如，何时走动、何时剧烈运动、何时饮食、何时睡觉等，尤其是检查过程中如果疾病发作时，一定要将时间和表现记录下来。所以这类脑电图监测主要适用于发作频率相对稀少、短程脑电图记录难以捕捉到的发作者；或癫痫发作已经控制，准备减停抗癫痫药物前或完全减停药物后复查脑电图（监测时间长且不需要剥夺睡眠）。缺点是，虽然反映了长时间的脑电图变化，但电极容易在长时间活动中脱落，影响监测结果，或发作时因为看不到同步发作时的录像，造成一些记录伪差，诊断起来就有一定的难度。

3. 视频脑电图　又称录像脑电图监测，是在脑电图设备基础上增加了同步视频设备，拍摄记录患者的临床病情变化。监测时间可根据设备条件和病情需要灵活掌握，从数小时至数天不等。视频脑电图是普通脑电图技术的延伸，弥补了普通脑电图的不足，目前已经用广泛应用于临床。

至于每位患者需要做什么类型的脑电图，最好由医生来决定。

四、脑电图检查注意事项需知晓

① 患者在检查前一天要洗净头发，不能抹油、发蜡或摩丝等护发定型用品。检查当天要早些起床，吃好饭，除去对脑电图有严重影响的药以外，一般不需要停药。

② 做脑电图检查过程中，关闭手机、收音机、对讲机、无线上网等无线通信设备，以免干扰脑电图的记录，影响监测质量。需要强调的是，做脑电图的时候不要玩手机。因为脑电活动是一种非常微弱的生物电信号，因而需要经过多级放大才能在头皮上监测到，在这一过程中，各种来源的非脑电信号也可能进入放大器，混入脑电信号中，干扰脑电图结果，尤其是电话未接通的时候，干扰最大，其他电子设备也尽量避免靠近。

③ 视频脑电图监测可记录患者发作过程中的视频、音频资料，以便对患者发作过程的症状学进行准确分析，这些对于癫痫定位诊断极其重要。所以患者尽量在视频监测范围内活动（包括大小便等）；家属则避免在视频监测范围内做频繁的、不必要的活动，也不要与患者卧一张床位，以免在患者发作时影响症状分析；勿在监测病房高声喧哗。患者及家属应协助保持安静、有序的监测环境。

④ 电极线和放大器是脑电图监测的关键设备，保护不当将导致监测

信号中断、脑电图资料丢失，甚至设备的损坏，监测中患者必须慎重保护上述设备，避免扯拽、压折电极线，避免用手松动头皮电极，勿搬动放大器；床旁护栏可起到保护患者的作用，故无特殊需要，勿自行降低床旁护栏，以免增加不必要的监测风险。

⑤ 监测病房布置有地线设备以避免静电蓄积，干扰监测质量。使用监测床头的电源会干扰地线正常工作，故未经允许，不得使用床头电源。

⑥ 监测光线对于摄像头采集信号非常重要，为了获得高质量的图像资料，监测病房内的光线都进行过调节。监测期间，家属勿自行拉动窗帘，勿自行更换床单被罩；夜间睡眠时床头显示器（不会影响监测）会关闭，勿开启床头灯，以免影响红外线摄像头正常工作。

⑦ 如患者口服抗癫痫药物，务必听从医护人员指令，切勿自行减药、停药，否则将改变脑电图放电及癫痫发作方式，影响对脑电图结果的判定，导致定位不准确，从而影响治疗效果；若检查过程中遇到癫痫发作，请记录下发作时间，家属要及时通知医生。

⑧ 监测期间避免食用坚果类、胶冻类食物，因为如在进食过程中出现癫痫发作，上述食物易被吸入并阻塞呼吸道，导致窒息，危及生命。避免应用锐器（如刀、叉等），以免癫痫发作时的意外伤害。

⑨ 监测期间必需着病衣，内衣要求为棉质衣服。以免静电干扰监测结果。

⑩ 脑电图报告是根据患者检查时的视频图像和放电的波形进行分析，工作人员需要一分一秒、仔仔细细地观看，反复浏览、研究，结合所有的临床表现和波形变化，才能给予正确、准确的报告。正常情况下，这样一份复杂的报告至少需要半天时间，病情简单的也至少需要 3 小时以上才能做出来。所以应告知家属切莫催促医生，仓促赶出的报告其可靠性必然会有所降低，而报告的准确性会直接影响到患者的诊断结果。

第三节 ➤➤
神经系统疾病"定位仪"：肌电图

斯蒂芬·威廉·霍金，相信大家都不陌生，剑桥大学著名物理学家，在 1963 年，21 岁的霍金患上肌肉萎缩性侧索硬化症（俗称渐冻症），被诊为运动神经元病，全身瘫痪，仅有几个手指可以活动。

对于神经系统疾病，最重要的一项检查就是肌电图检查，肌电图检查就像一个"定位仪"，可以帮助临床医生判断究竟是神经元、神经根、外周神经还是神经肌肉接头、肌肉出现了问题。那今天我们就来讲讲什么是肌电图。

一、详解肌电图

说起心电图、脑电图检查可能很多人比较熟悉，肌电图也是类似的，既然是"电图"，那肯定是记录细胞或组织电活动的检查，就像心电图记录心脏的电活动、脑电图记录大脑的电活动；肌电图，顾名思义就是记录神经肌肉电活动的一项检查，很多做过检查的患者有一个共同的体验——"肉跳"的感觉。

肌电图详细来讲就是应用电子学仪器特殊的电极（包括贴在皮肤表面的电极和扎入肌肉的针电极），记录肌肉静止或收缩时的电信号，及应用电刺激检查神经、肌肉兴奋及传导功能的方法。通常专业的肌电图医生可以根据电极和针电极的传导输出图电信号，判断周围神经系统（包括神经元、神经根、外周神经）、神经肌肉连接处和肌肉有无病变以及病变的具体部位。它是神经系统重要的辅助检查之一。

由此可见，肌电图检查通常包括"肌肉"肌电图和"神经"肌电图（也称神经传导检查）两个部分。对于大多数患者而言，肌肉和神经的检查需要联合使用，二者相辅相成，缺一不可。此外，肌电图还有一些特殊的检查项目，如用于检查神经肌肉接头处功能的重复神经电刺激检查、用于评价肌膜兴奋性变化的运动试验等，临床医生会根据需要进行选择。

二、肌电图适应证

并不是所有人都需要做这项听起来略感心惊的电刺激检查的，当患者有以下这些症状时，医生可能就要开申请单了。

① 各种神经系统疾病，表现为手足麻木、无力、疼痛、感觉异常（包括感觉减退、针刺感、束缚感和蚂蚁爬的感觉等）。

② 各种外伤导致的神经损伤，如：颈腰椎病、臂丛神经损伤、腰骶丛、马尾神经损伤；医生可判断神经损伤程度，以及是否需要手术治疗。

③ 面神经瘫痪的诊断及判断可能恢复的快慢，是否会留下后遗症，及时指导治疗。

④ 神经肌肉接头疾病，如重症肌无力、肌无力综合征。

⑤ 各种肢体肌肉疼痛、僵硬等症状的诊断。

⑥ 脊髓病变如运动神经元病、进行性脊肌萎缩症、脊髓空洞以及各种外伤、炎症、肿块压迫等病变。

⑦ 对大脑的病变亦有辅助诊断意义。

三、肌电图的禁忌证

当出现以下这些情况的患者是不建议做肌电图检查的。

① 有出血倾向者，如血友病或血小板明显低下或出凝血时间异常等，不能做针电极检查，医生会谨慎评估肌电图的必要性和风险。

② 传染病患者。

③ 体内有植入心律转复设备或除颤器或留置心导管时，应向心脏专科医生咨询。

④ 安装外部起搏器导线的患者不应进行神经传导检查。

⑤ 有严重高血压、心脏病、脑血管病、血液病、糖尿病、精神障碍的患者须病情得到控制后再做检查。

四、探秘"肉跳"的过程——肌电图检查

肌电图的检查时间因人而异，因病而异，短的可能只需要十分钟，而长的需要一个多小时。多数的医生一般会先进行无创的神经传导检查，再进行有创的肌肉检查。

1. 神经传导检查 检查神经时，需要给予一个电刺激来"激活"神经，使其产生一个电反应，从而可以被表面电极监测记录到。患者有轻微"触电"样的奇怪感觉，在前几次电刺激时会有轻度不适感，检查者会从低电量开始逐步调高刺激电量，直到刺激强度达到检查需要，一般患者中间有一个适应过程，习惯了就不会有强烈刺激感觉。在神经传导检查结束后就要检查肌肉了。

2. 针电极肌电图检查 "肌肉"肌电图检查需要将一种特殊的极细的电极针轻轻插入待检的肌肉中并记录肌肉的电活动。在此过程中患者

会略感酸痛，类似蚂蚁钳夹和静脉输液打针，每一块肌肉的检查时间很短，一般患者都可以耐受，并不像传说中的可怕。针插入后，检查人员会先让患者完全放松肌肉从而观察有没有异常的自发活动；然后让患者轻轻地收缩被检肌来看肌肉自主收缩时产生的电信号有无异常。肌电图检查通常不会对神经和肌肉造成损害，只是针电极检查后部分患者会有肌肉轻微酸痛、扎针处可有少量淤血和肌酶轻度一过性短暂升高，一般几天后就会恢复正常。罕见的肌电图检查并发症包括感染、出血、气胸和电损伤。

五、做肌电图前后的几点建议

大多数医院的肌电图检查是需要预约的，因此应告知患者持申请单先预约检查时间，并了解预约单上的注意事项，询问是否需要停用某些药物（如催眠药、镇痛药、兴奋药等），若服用新斯的明药物，需停药 24 小时。

1. 检查前一天　嘱患者保持皮肤清洁。建议在检查前一天晚上洗头、洗澡，不要涂抹含油脂的护肤品。如有其他辅助资料如影像学、血液检查报告等也要同时准备好第二天携带，这样有助于肌电图医生优化检查流程，减少患者痛苦。

2. 检查当天　建议患者穿着保暖和宽松的衣裤，方便在检查时暴露上、下肢。肌电图检查不宜空腹，预约在上午 10 点以后及下午 4 点以后的患者，检查前可以再吃一些东西，以免检查过程中出现心悸、冷汗等低血糖反应。有的患者在检查过程会出现头晕、心慌气短、腹部不适、面色苍白等晕针现象，严重者会出现晕厥，一般在检查结束后会好转，不要担心。

3. 检查过程中　积极配合检查医生和技师的指令进行放松、收缩肌肉，便于医生准确观察。检查中会有电刺激，检查部位产生麻木、酸胀感、一般都可以耐受，此时要告诉患者放松避免紧张。出现任何顾虑或不适都要及时与检查人员沟通，不要随意乱动，防止断针问题，同时患者有权终止检查。

4. 检查结束后　静坐休息半小时，检查部位 24 小时内不要碰水，防止感染。同时注意休息，避免劳累。该检查为有创性，可能会造成针刺部位出血、肌肉损伤、局部炎性反应等，可视情况就诊。或检查肢体

麻木、酸胀、疼痛等不适，一般可自行缓解，也可自行局部热敷缓解。

第四节 ⟶⟫
您睡得香吗：多导睡眠监测 ···

　　人的一生有 1/3 时间在睡觉，很多人在睡觉的时候都会打鼾，俗称"打呼噜"，有人认为打呼噜是件司空见惯的事，或者认为呼噜打得越响就代表"睡得越香"。其实不然，很多打鼾的人在睡醒后却觉得身体疲乏，仍想睡觉。其实打鼾也是一种亚健康状态，打鼾容易引起睡眠呼吸暂停，是低通气综合征的表现，常可导致低氧血症，从而引起大脑缺氧，诱发高血压、心脑血管病、心律失常、心肌梗死、心绞痛，尤其是夜间呼吸暂停时间过长容易发生窒息甚至猝死，这样的打鼾就是一种疾病，医学上称之为"睡眠呼吸暂停综合征"。这种病会对患者的身体和生活质量造成严重的影响，甚至危及生命。那针对这种情况，如何采取有效的检测呢？

　　当然有啦，那就是——多导睡眠监测。医生可以根据睡眠呼吸监测的波形图谱，判断打鼾患者的疾病性质和严重程度，并针对性的采取有效治疗方案。那接下来我们来讲讲关于多导睡眠监测的那些事儿。

一、认识多导睡眠监测

　　多导睡眠监测是在睡眠监测室中应用多导睡眠仪持续同步采集、记录睡眠中的生物电变化和生理活动，包括脑电图、眼动电图、肌电图、心电图、口鼻气流、鼾声、呼吸运动、脉氧饱和度、体位等各项参数，还可以添加视音频监测、食管压力、食管 pH 值、经皮或呼气末二氧化碳分压、勃起功能等参数，这些参数以曲线、数字、图像以及视音频等形式显示并形成可分析判读的信息数据，即多导睡眠图。医生根据图进行分析判断睡眠分期、睡眠连续性、睡眠效率，对睡眠质量有一个客观的评价和认识。同时也可以分析睡眠期出现的异常呼吸、行为异常及肢体周期性活动等。对于一些特殊病种可以在整夜监测的基础上进行日间多次睡眠潜伏期试验、下肢制动试验等检查辅助诊断。多导睡眠监测是目前国际上进行睡眠医学研究和睡眠疾病诊断的一项重要技术，在世界睡眠研究界又被称为诊断睡眠障碍疾病的"金标准"。

这些信号分别是通过贴在头、面部、胸腹部、指端和足部上的小传感器获得的，整个过程人不会感到特殊的不适（类似于做心电图检查）。这种检查无痛苦、无创伤、无风险，没有任何伤害，只需睡一晚，所以不必过度担心。

二、多导睡眠监测的用途

（1）可以全程记录和分析睡眠，诊断失眠症：多导睡眠监测是至今唯一可以客观、科学、量化记录和分析睡眠的仪器，可以了解入睡潜伏期、觉醒次数和时间、两种睡眠时相和各期睡眠比例、醒起时间和睡眠总时间等，国际上均有统一量化标准。因此可以正确评估失眠真相，并发现某些失眠的病因，如脑部病变、抑郁症、睡眠呼吸障碍、肢体异常活动等。

（2）发现睡眠呼吸障碍：包括阻塞性和中枢性睡眠呼吸暂停综合征、良性鼾征、睡眠窒息感、睡眠呼吸急促等。临床上以习惯性响鼾伴频繁呼吸中断的阻塞性睡眠呼吸暂停综合征最为多见，可引起包括心脑血管病变在内的一系列疾病。

（3）确诊某些神经系统病变：包括发作性睡病、周期性肢动征、不宁腿综合征以及各种睡眠期行为障碍疾病，如夜游征、夜惊征、夜间惊恐发作、伴随梦境的粗暴动作等。

（4）确诊隐匿性抑郁症：当前抑郁症十分普遍，并常以各种躯体征状为主诉。本病在多导睡眠监测上有特殊表现，有助确诊，并可确诊器质性抑郁症。

三、多导睡眠监测的适应证有哪些

（1）失眠。

（2）睡眠呼吸障碍疾病：睡眠呼吸暂停综合征。

（3）日间过度思睡疾病：发作性睡病、嗜睡贪食综合征（KLS）。

（4）睡眠相关运动异常：REM 期睡眠行为异常、睡行症、周期性腿动、不宁腿综合征、睡眠肌阵挛。

（5）精神疾病相关的睡眠障碍：隐匿性抑郁症，脑卒中、老年痴呆及认知功能障碍，睡眠相关癫痫。

（6）夜间心绞痛、慢性心功能不全、糖尿病；高血压及晨起高血压等。

（7）儿童睡眠障碍：夜行症、入睡困难、夜惊、梦魇等。

四、多导睡眠监测的操作过程

多导睡眠监测需要患者在医院睡一晚。进行检查前，首先患者要跟睡眠技师预约检查时间，告知技师自己的睡眠习惯，确认检查前的注意事项。通常多导睡眠监测时间为当天晚上 20：00 至次晨 7：00 结束。首先清洁皮肤，然后连接脑电、眼电、下颌肌电、心电、血氧饱和度、呼吸运动等传感器组件。打开电脑，输入患者信息，进行数据采集。多导睡眠监测可监测脑电、眼电、颏肌电、腿动、心电、呼吸气流、呼吸运动、动脉血氧饱和度等。如果需要做多次睡眠潜伏期测试检查的，可以第二天白天增加 4～5 次，每次 30 分钟的小睡。

通过这些监测数据来综合判断被检查者大脑有无异常放电（可用于帮助诊断癫痫），有无异常睡眠（可用于帮助诊断失眠，具体睡眠哪一期出现问题），有无呼吸暂停、低通气等（可用于帮助诊断阻塞性睡眠呼吸暂停综合征、原发性鼾症），有无异常运动（可用于帮助诊断睡眠相关性运动障碍如不宁腿综合征、周期性肢体运动障碍、睡眠相关性腿痉挛、睡眠相关性磨牙等）。

五、多导睡眠监测的注意事项

① 监测当天中午不要睡午觉，同时晚上 18：00 后避免剧烈活动和情绪激动以保证夜间睡眠。病房有病员服可更换，如果需要请自带宽松睡衣和睡裤。

② 因为检查须在晚上进行，监测当天勿饮酒和饮茶、咖啡、可乐等饮料。长期进行某种药物治疗的患者，可提前沟通，咨询药物的服用和影响。

③ 晚上在预约时间前半小时回到病房进行沐浴，一般病房不备拖鞋，牙膏、沐浴露等洗漱用品，需自行携带。或者在检查前，将头发洗

干净，注意不要涂抹发油或喷发胶。男士需剃须。

④ 年龄小于 18 周岁或年龄大于 65 周岁的患者需家属陪护。

⑤ 检查中由于导联线较多，可能略感轻微不适，部分人可能会影响睡眠，但这项检查是无痛无创的，放松心情，尽量配合检查，勿轻易起床活动或终止睡眠。

⑥ 如有梦游或其他睡眠异常情况应事先说明。

⑦ 一般检查完当天早上就会有初步的报告，但因不同患者病情复杂性不同，造成分析报告用时不等，可咨询睡眠技师取报告具体时间。

⑧ 目前市面上的一些智能设备，如手环、手表、手机都可以进行"较简单、较初级的睡眠监测"，虽然数据可靠性有限（不可以其作为准确的医学检测依据），但是仍然可以当做睡眠质量的一个参考。如想做有诊断意义的检查，还是应该到正规医院去做一个多导睡眠监测。

第三章

▶▶

康复器具课堂

第一节

住院期间隐私保障：病员服的选择

一、让失禁患者不再尴尬：成人开裆裤

二便失禁是脑卒中后严重的并发症之一，其发病率高为32%～79%。在日常护理中，为了方便护理二便失禁患者，护理人员往往不给患者穿裤子，直接使用纸尿裤，在整个护理过程中不仅不雅，冬天还易致患者寒冷。或者是给患者穿上纸尿裤后再穿上满裆裤或其他式样的开裆裤，但脑卒中患者并发瘫痪，知觉减退，相关的粘扣、系带、尼龙搭扣等式样的开裆裤给瘫痪患者容易造成皮肤压红、磨损等不舒适症状；外带的遮羞布有时会被二便弄湿、弄脏；开裆处开口小与纸尿裤不匹配不方便更换纸尿裤，均不能满足脑卒中瘫痪并发二便失禁的患者。导致患者不愿意穿裤子。这就使患者的隐私得不到保护、产生心理障碍，常规的护理方法不但给患者带来很多尴尬，而且增加了患者的痛苦，给护理人员造成了极大的不便。为此，我们自发研制了一款成人开裆裤。

该成人开裆裤根据纸尿裤的型号、外观特点制作，满足了不同体型患者的实际需求，适用于瘫痪长期卧床伴有大小便失禁或留置导尿管等患者穿着。制作方法：沿裤边线一体缝制成的前裤片、后裤片；前裤片上的裤裆为前裆，后裤片上的裤裆为后裆；前裤片的前裆上居中左右对称设有一圆弧状开口；后裤片的后裆上相对于前裆圆弧状开口的外围设有与前裆的开口形状相一致的圆弧状开口，构成前裆、后裆相互连通的开裆裤。前裆、后裆开口的整体外形呈"非完整"的蛋形。后裆的开口起点相对于前裆开口起点的高差为8～13cm；后裆的开口宽度大于前裆开口宽度约为4～6cm。具体如图1所示。

优点：① 方便护理人员对患者的护理，包括尿布的更换、会阴部的擦洗等，避免患者皮肤受尿液等潮湿刺激而引发褥疮等，可有效地减轻进行日常护理时给患者带来的麻烦乃至痛苦。

② 改变了患者以往不愿意穿裤子的心理，可有效维护患者尊严，减少了反复穿脱裤子的工作量，节省护理人员时间和体力及减少患者生理、

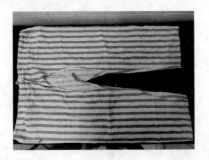

适用于：
1. 瘫痪长期卧床者
2. 带尿管、尿不湿患者

图 1　成人开裆裤

心理上的痛苦。

③ 制作简单、穿脱方便、更换省力、护理迅捷、贴近临床，提高了工作效率。

二、偏瘫患者的福音：一种侧开襟偏瘫患者病员服

在脑卒中患者治疗恢复过程中，患者意识逐步恢复，大小便失禁状况有所改善，但偏瘫患者仍然需要较长一段时间卧床。患者需要在家人协助下床上更换病员服，这却给护理人员带来一个难题。现有的病员服都是前开襟设计，是于人体的前面正中开襟，两只衣袖与病员服体部缝制连接，普通患者病员服穿脱时必须先穿患侧（偏瘫侧）上肢，然后穿健侧上肢。脱上衣时只能先脱健侧上肢，再脱患侧上肢。衣服必须宽大，穿脱才方便，这就导致普通病员服更换衣服不便、费时费力。因此部分患者卧床期间全身赤裸以便护理，从而使患者的自我形象得不到保障，自尊心受到打击。为此我们研制了一种侧开襟偏瘫患者病员服。

这款病员服是适用于神经功能损伤的脑卒中、骨折、躁动等患者穿着的一种侧开襟病员服，其体部沿一侧胸部第 2 肋间中线外侧缘开设体部开襟、同侧袖子的前外侧设有袖部开襟；对侧袖口处设有翻盖可脱卸手套，手套的腕部设有约束带。手套的手心处设有海绵层。具体如图 2 所示。

具体使用穿脱方法：患者在穿该病员服时，先将健肢伸入普通袖管结构的袖子内并将病员服的主体穿在身上，患者的头部从领口伸出，接着将另一侧的手臂伸入具有袖部开襟的袖子内，最后系紧体部开襟处的系带组合及袖部开襟处的系带组合，穿衣过程完成。该步骤不仅减轻了患者的不适感，更是缩短了穿衣的时间，提高了护理人员的工作效率。

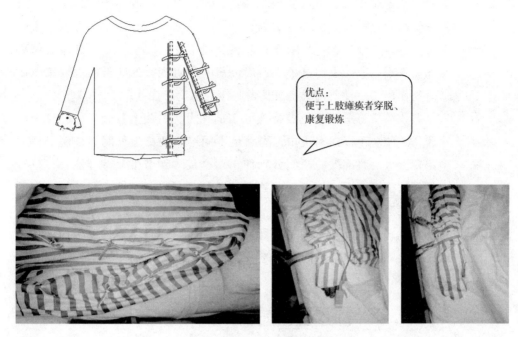

优点：
便于上肢瘫痪者穿脱、
康复锻炼

图 2 侧开襟病员服

所述的袖部开襟可以开设在左侧袖上，也可以开设在右侧袖上，根据患者的实际情况选择适合的病员服。

优点：① 该病员服体部开襟及袖部开襟都开设在病员服的前外侧，即当患者处于仰卧位时，所述的体部第一、第二系带，袖部第一、第二系带均位于患者的身体上侧，不会被压在身下，避免了不必要的压迫造成的不适感。

② 健侧袖子的袖口处设有翻盖手套，便于医护人员观察末梢循环及指脉氧监测。腕部设有约束带，避免了神志不清患者健侧手进行皮肤的搔抓及拔管等隐患发生。患侧手套内有加厚的海绵垫，确保患手保持功能位，手套可以是连于衣服上也可脱卸。体部、袖部开襟根据患者的需求可以是纽扣、搭扣、拉链的形式。

三、单手系腰带：便携式病员裤

当患者脑卒中急性期过后，能够自主下床活动，而单侧上肢功能尚未完全康复时，很多患者由于心理负担，生活自理需求较强烈，不愿意麻烦身边照顾者，希望做一些力所能及之事。但在患者如厕、更衣时，打开或系紧裤腰带常常需要他人帮助，对人对己非常不便。这是因为目前医院患者穿的裤子大多是系带、满裆裤，对于偏瘫、上肢瘫痪、手部无力、一侧上肢骨折、卧床患者存在穿脱不便的问题。如何利用健侧手操作系腰带，我们也经过了一段时间思考，对现存的病员裤进行细节改造，制作出了一种便携式病员裤，临床应用反馈良好。

这款病员裤适用于上肢瘫痪、手部无力、一侧上肢骨折、卧床患者穿脱，方便单手操作系纽扣，能满足不同患者便捷地如厕。该病员裤的裤门襟上方的腰部处向两侧分别伸出两个尺寸调节带，裤身前片在裤管内侧经膝盖下方开口端点、裤裆至裤腰处呈开口状，裤裆至裤腰之间的开口处两边缘设有连接扣；裤子后片在裤管内侧经膝盖下方开口端点、裤裆至裤腰以下处开口端点呈开口状。使用时，只需要将连接扣连接或解开就能完成更衣。该病员裤的腰部能依病员体型的个体差异进行调整。具体如图 3 所示。

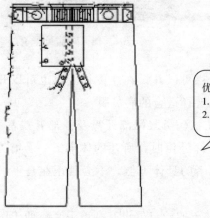

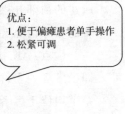

优点：
1. 便于偏瘫患者单手操作
2. 松紧可调

图 3　便携式病员裤

优点：① 适合偏瘫患者、单侧上肢功能障碍患者，可单手操作穿脱病员裤、单手系纽扣，提高了患者生活自理的积极性，减轻患者病耻感，提高自信心。

② 可根据患者体型大小，弹性调节裤腰大小，有效遮挡患者的隐私部分、不影响患者的形象，同时减少医护人员工作量。

第二节 —》

精细运动必不可少：锻炼器具

对于人类而言，手的作用至关重要。手是充当人体感知周围环境的一个重要器官。是大多数复杂运动行为的主要效应器官，它有助于通过手势、接触表达感情。我国永久性功能障碍分级标准中，人的上肢功能占全身功能的 60%，手指功能占上肢功能的 90%。

手的正常抓握功能有赖于手部骨和关节动力链的完整性、手内在肌与外在肌之间协同和拮抗的平衡关系以及手的各种感觉输入正常。手的功能模式简单地分为抓握功能和非抓握功能。而抓握功能又可分为力性抓握和精确抓握两类。力性抓握是拇指运动与手部尺侧的环指和小指用力屈曲相结合所产生的动作；精确抓握则是手的桡侧部分参与产生的较精细的功能动作。而 Feix 按照分类学的基本原理将人手的抓取动作分成了更为细致的 33 种不同抓取模式。

临床很多疾病会导致手指瘫痪、手部肌肉挛缩乃至出现手指的畸形等。例如：患有脑卒中、脑性瘫痪、帕金森综合征等疾病的患者，均可导致手指不同程度的瘫痪或畸形，其手部肌萎缩呈"鹰爪手"。与下肢功能相比，上肢主要以灵活、协调功能为主，上肢功能的恢复较为困难，尤其是手功能恢复更为困难。目前康复医学针对手功能障碍患者的康复方法为加强手部肌肉的肌腱的强度训练，修复或者重塑受损的手部神经，结合任何的精细化训练改善手指的主动、被动活动范围和手指间的协调性，防止手部肌肉废用的发生，促进脑神经代偿。但是这一系列周期性、系统化的治疗，大部分患者都无法做到。传统的康复治疗中，康复治疗师手把手地帮助患者进行手部弯曲和伸展运动。在患者手部具有一定的主动运动能力和本体感知后，辅助作业治疗辅件来完成任务导向的功能性康复训练，强化患者的手指动作。传统治疗模式多为一对一，手部康复周期长达 2 至 3 个月。因此，这种方式的劳动力消耗巨大，费用昂贵。所以，将系统、烦琐、周期性长的手部康复训练简单化、安全化、系统化地带入家庭，是我们亟待要解决的问题。

鉴于此，我们也针对手部功能障碍程度不同，制作出了针对不同阶段的手部功能康复锻炼器具。

一、十指瘫痪就用它：手指活动量控制板

手部的外观及功能在人的整体美学及日常生活中很重要，尤其手指是实现握、持、捏、拿等活动的重要结构。但生活中由于疾病导致手指的瘫痪、手部肌肉挛缩乃至出现手指的畸形等极大地影响患者日常生活，尤其是脑卒中的患者手指有不同程度瘫痪，其偏瘫侧肢体在康复过程中往往会出现肌张力增高或痉挛状态，严重影响着肢体功能的正常恢复，如不积极进行康复训练可导致患肢永久性的高肌张力、关节挛缩和运动模式异常，最终出现手痉挛或肌力下降，表现为患肢的各手指不能内收外展、手内在肌瘫痪，并失去手的灵活性，造成手功能障碍，给个人、家庭及社会带来伤害及损失，严重影响患者的生活质量，也给其精神上带来了许多痛苦。目前，在临床上手指功能锻炼的器具多数针对患者手部抓握功能的力度锻炼，如握力器等，需要患者手部肌力 2 级以上（手部肌力能够左右平移以及抬起），而针对手部软瘫期肌力为 0 级（无任何肌肉收缩及运动，完全瘫痪）的患者，经常使用的是手指活动量控制板。手部肌力等级及临床表现见表 2。

表 2   手部肌力等级及临床表现

手部肌力等级	临床表现
0 级（M0）	肌肉无收缩
1 级（M1）	近端肌肉可见收缩
2 级（M2）	近、远端肌肉均可见收缩
3 级（M3）	所有重要肌肉能阻抗力收缩
4 级（M4）	能进行所有运动，包括独立的或协同的运动
5 级（M5）	完全正常

手指活动量控制板适用于各种疾病引起的手部瘫痪、功能丧失、没有任何收缩及活动以及任何疾病导致手指变形的患者，可以使患者手指关节呈自然伸直稍屈状态，从而有效地防止患者手指肌肉的挛缩及手指关节的畸形。它主要是由低温热塑板硬质材料制成板体，根据符合人体手指自然分布的区域间隔设置 5 个对通槽，每个对通槽间距均与人体手指的粗细度相适配。每个对通槽内设有一个可使人体手指相对定位的弹性指环，通槽长度均与弹性指环的宽度相适配，当患者将其手指穿入至

每个指环内时，即可使手指得到相对的定位，同时也使手指的活动量受到一定的限制，使手的功能得到锻炼。板体的外形可以呈手掌状，有五指自然分开式造型（图4），也有食指至小指相对合拢并与大拇指自然分开式造型（图5），后者的板体上沿每一手指长度方向的两侧间隔设有至少一对通槽。

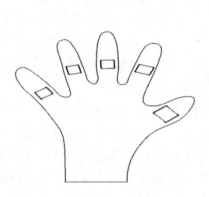

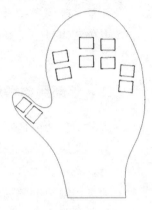

图4 手指活动量控制板：
五指自然分开型

图5 手指活动量控制板：
五指伸直四指并拢型

　　手指活动量控制板是一种脑卒中患者早期手指功能康复用具，它不仅可以使手指关节呈自然伸直稍屈曲状态，通过一段时间的使用，还可以有效防止瘫痪肢体的萎缩，防止手指肌肉萎缩及手指关节畸形。

　　在使用的过程中，有一些注意事项需要关注。

　　① 首先在选择板体上，适当根据患者手指的粗细度、长短，选择相应型号。

　　② 通过旁人协助分别将患者的5个手指依次伸入各个凹槽内，并通过各个凹槽上的弹性绷带将其固定，尽量贴合每一个板体，确保每一个手指处于分开伸展功能位。每锻炼2小时间隔休息10～30分钟，给予被动康复活动。手指重度屈曲紧张或手关节功能活动为0级者，可由他人帮助完成；中轻度屈曲紧张者或手关节功能活动为1～2级者鼓励自行完成穿戴。

　　③ 记录使用与松解时间，穿戴过程中观察手指皮肤的颜色、温度以及手指皮肤有无损伤等现象。防止过紧影响血液循环，过松达不到应有的定位效果。

　　优点：① 这款手指活动量控制板制作简单，取材方便，居家随意制作，经济实惠，外出随身携带，具有轻便、固定好等优点。

② 适合手指肌力为 0 级、无任何收缩及瘫痪患者，能有效地抑制手指屈曲紧张，将患者的手指分开、伸展，防止手指挛缩畸形。

③ 佩戴手指活动量控制板不仅可防止失用性肌萎缩，还可以使手指关节呈自然伸直稍屈曲状态，通过一段时间的使用，可以促进手部功能恢复，改善手指日常生活握、持、捏、拿等活动操作功能，从而提高患者生活质量。

二、手部肌肉锻炼：握力圈

手部功能恢复是一个长期的循序渐进的过程，当患者手部肌力通过治疗及康复逐步恢复至手指远、近端均可见肌肉收缩时，即肌力 2 级以上，不存在关节肌肉挛缩、变形、僵硬时，我们就可以暂时停止手指活动量控制板的使用，采用更具针对性的康复器具恢复手部的肌肉力量及精准灵活度。

握力圈，许多人并不陌生，即使在正常人群中也有很大一批强身健体爱好者使用，我们将它应用于手部功能障碍患者的功能恢复中，增加手掌及各个手指的握力和灵活性。由于其良好的硅胶材质，凹凸轮胎纹理设计，软硬适中，耐磨有弹性，大小符合手掌抓握，体型小巧，还能够刺激按摩手掌穴位，也广受脑卒中患者青睐。

根据患者手部肌力分级的不同，选择适合患者的不同力度磅数。

在使用握力圈时，需要注意以下几点。

① 用力握时，手臂不要动，双肩紧收，握至极限位置后，停顿 3 秒，缓慢放松，如此反复循环。

② 关于次数，视个人身体状况，建议早中晚 3 次，每次 10～20 分钟，或早中晚各 200 下，如果身体状况耐受不住，可以适当减少练习强度。

③ 坚持每天锻炼而不是一次性握五六百个，否则会造成肌肉拉伤、神经肌肉运动刺激停止，并不能起到很好的功能恢复作用。关键在于循序渐进，量力而行，才能避免身体的不适反应。

三、手部活动要加强：便携式拧瓶盖

手部解剖精细、复杂，手功能主要通过腕和手指灵活、协调的运动来完成。不仅要关注恢复手部肌力，手指的协调性、手腕的灵活性也相当重要。

当瘫痪患者各个手指肌力逐渐恢复至 2 级，需要锻炼患者的精细运动，即手部抓握功能的精准性，目前康复措施包括教患者系纽扣、拧螺丝钉等方法。根据这个思路，我们也作出了一些创新，可以采取一些家中随时可取的物品进行制作，便于居家康复锻炼患者，比如采用大小不一的瓶盖子固定在亚克力板上，做成一个简单方便的，易于携带的小型康复器具，目前患者反应使用效果良好，携带回家康复依从性也较高，切实起到了手部康复功能恢复，具体如图 6 所示。

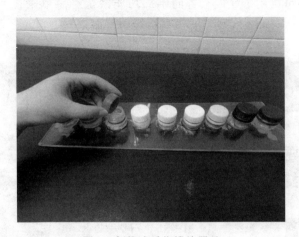

图 6　便携式手指锻炼器具

使用方法：①可采用大拇指、食指配合旋转拧开或拧紧；②也可采用大拇指、食指、中指配合旋转拧开或拧紧；③也可采用瘫痪五指共同配合旋转拧开或拧紧。

优点：① 便于随身携带，随时随地进行康复功能锻炼。

② 材料易于获取，居家随意制作，经济适用。

第三节 ⟶⟫
约束锻炼两不误：约束装置

目前的手部约束多为腕部带式约束或手套式腕部约束，在约束时不能保持患者的手部功能位及不能有效约束患者的手部活动，对躁动的患者采用腕部带式约束而手部功能不能有效约束时，导致患者利用扭动身体的其他部位接近被约束手而进行搔抓皮肤或拔管。目前临床用的手套式腕部约束多为手指包裹式等式样，均不能确保在腕部约束时保持手部功能位，给临床造成不便。我们设计了一种恢复手部功能的多功能约束装置，具有多种功能，可以从患者肌力为 0 级（即瘫痪时）开始使用，后期根据患者肌力恢复状况，选取不同的内填充物，达到预防水肿、预防痉挛、局部按摩、局部热感等不同功效。

这款装置的适用人群比较广泛，它不仅适用于躁动患者手部固定，还可以用于瘫痪患者的手部功能锻炼。简单来说其亮点可以用限、牢、稳、强四个字来描述。具体如图 7 所示。

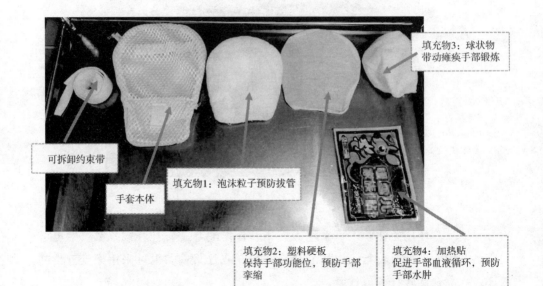

图 7 一种恢复手部功能的约束装置

此装置是由可拆卸约束带、约束装置本体、约束装置填充物等组成，其中重点介绍以下 4 种不同类别的填充物及其功能。

填充物 1：泡沫粒子。对于手部瘫痪患者来说，泡沫粒子本体托起手部至一定高度，有利于手部的末梢循环，预防手部肿胀。现有的约束手套普遍太薄，约束过程中手掌、手心仍可以自由活动，但此装置避免了这些不足，在约束过程中，确保手指活动度的同时，泡沫粒子呈游离状，当躁动患者出现拔管、起床时，泡沫粒子游离填充患者整个手心，使手指无法直接接触到导管或床栏，起到限制患者自行起床、自行拔针等现象，从而预防跌倒、坠床、自伤等不良事件的发生（图8）。

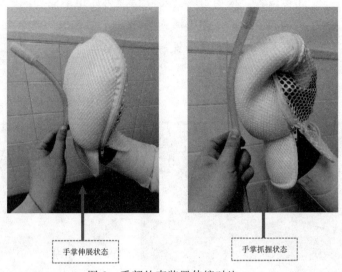

手掌伸展状态　　　　手掌抓握状态

图 8　手部约束装置伸缩对比

填充物2：塑料硬板。由于脑卒中急性期多伴有手部肌力偏瘫，如不能及时有效地进行康复锻炼，则会出现肢体挛缩、关节畸形等功能障碍。针对于此类临床表现，可以采取填充塑料硬板进行早期预防，确保患侧手部保持良好的功能位，为后期康复起促进作用，从而减轻患者痛苦（图9）。

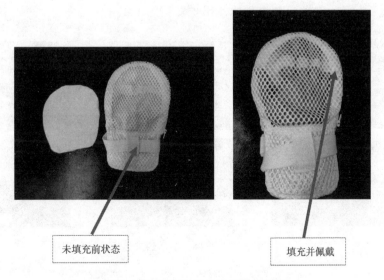

未填充前状态　　　　填充并佩戴

图 9　手部约束装置之填充塑料硬板

填充物 3：球状物。脑卒中恢复期的患者，经过一系列药物治疗后，偏瘫患者肌力均有不同程度的改善，但是手部肌力恢复相对不足，针对于此类患者，根据患者的实际情况可以用不同功能的球状物，如弹力球、乒乓球、核桃等，此类填充物适用于手部肌力 2 级以上的患者。此填充物不但不影响自主功能锻炼，还可以对手部进行局部按摩，在一定程度上加强了瘫痪患者的小关节活动度，从而让手部肌力达到很好的锻炼效果（图 10）。

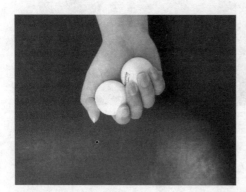
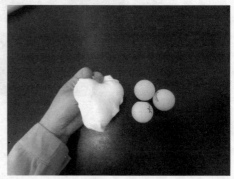

图 10　手部填充物的选择

填充物 4：加热贴。此填充物可以对手部进行药物理疗及加温作用，有利于促进病灶周围残存组织或邻侧神经细胞兴奋性，使神经系统功能重塑进而降低肢体致残率。

该约束装置具体使用步骤见图 11。

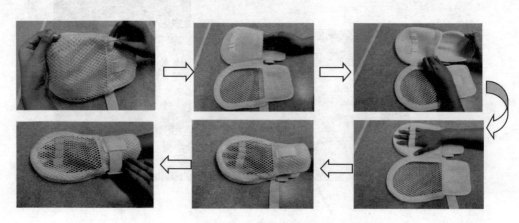

图 11　手部约束装置的佩戴流程

① 拉开手套侧面的拉链。

② 打开海绵内夹层。

③ 将填充物（如泡沫粒子）放入海绵夹层内。

④ 患者的患侧手指分别套入弹性指环内。

⑤ 拉上网状面。

⑥ 反折固定腕部约束带。

优点：① 适用于手部肌力 0~5 级患者，集主动及被动功能锻炼为一体。可随身携带，居家使用，家属一教即会。

② 便于躁动患者腕部约束同时能确保手部保持功能位。尤其是对于手部瘫痪的患者，直接脱卸约束带便可进行使用，起到锻炼作用，促进瘫痪侧手部功能康复。

第四节 ─≫

橡皮泥的新玩法：腕部锻炼

腕关节主要具有屈和伸的功能，同时也有桡偏和尺偏功能，是完成上肢功能活动的重要组成部分。当腕关节受损、手术或中枢神经系统功能受损导致腕部功能障碍，会为患者日常生活带来极大不便，因此后期康复也成为日渐关注的问题。为此，我们从居家康复考虑，利用家中随时可取用的木棍和橡皮泥制作成简单的腕部康复器具，具体如图 12 所示。

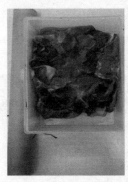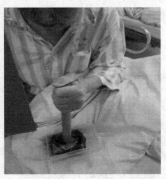

图 12　腕部康复器具使用示意图

使用过程中，采用木棍捣橡皮泥，保持肩肘收紧，手指握紧木棍，尽量使用手腕屈伸的力量向下用力捶捣。

使用中注意事项如下。

（1）每日可根据患者身体状况，量力而行，安排合适的锻炼次数，建议早中晚各 1 次，每次 10～20 分钟，或早中晚各 100 次。

（2）坚持每日进行训练，循序渐进，不可一次完成两三百次，不可为了完成任务而锻炼，必要时可配合家属监督。

（3）使用前注意观察木棍是否光滑，防止粗糙、有木刺，以防损伤患者手部皮肤。使用结束后将橡皮泥密封保存，下次循环使用。

第五节 ➡➤
木棍沙袋练臂力：肌力训练

当患者手部肌力、手腕肌力逐步恢复的过程中，上肢肌力的恢复也应逐步提上日程。患者下肢肌力正常时，即可进行悬吊单杠等增强肌力训练，当患者行动不便时，康复院常规给予大型的康复器具，如悬吊架、上肢康复机器人、上肢反馈康复训练系统等。但这些康复器具均需要专业人员操作，过程复杂、费用昂贵，多数的脑卒中家庭承担不起，为了解决这一问题，我们从患者切身角度出发，采用身边随处可取的物品，简单实用、经济实惠，制作了一些组合锻炼器具，比如利用木棍和沙袋（图 13）。可以根据患者肌力恢复程度，选择不同重量的沙袋。

实用原则：根据患者身体情况，量力而行，不要选择超过自身承受范围之外的重量，防止肌肉牵拉受损。使用时尽量遵守早中晚 3 次，每次 100 个。

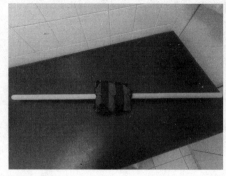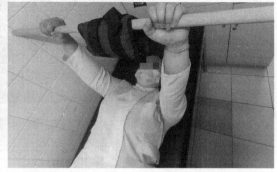

图 13　木棍和沙袋练臂力

优点：① 利用家中随处可取的器材进行制作，经济实惠、取用方便。

② 体型小巧，方便卧床患者随时床上锻炼。

第六节 ➡➡

被动按摩助康复：手持按摩器

一些患有各类肌肉劳损、长期卧床的患者，在其患病住院期间，因缺乏康复锻炼器材，肌体经络得不到适当的运动，疾病迁延难愈，尤其脑卒中后偏瘫是目前我国中老年人群中的常见病、多发病，约有80％的患者遗留有不同程度的各种功能障碍，其中55％～75％的患者存在上肢运动功能障碍，表现出以上肢屈肌痉挛和下肢伸肌痉挛为主的异常模式。痉挛是速度依赖的紧张性牵张反射过度活跃的表现，是脑卒中后患者一个最重要的损害。因肌肉、关节活动范围受限，患者的肢体运动受到不同程度的功能影响，这一直是脑卒中偏瘫恢复过程中存在的难题，成为患者康复的重点。针对患者上肢功能恢复困难，影响日常生活自理能力，开展上肢按摩对患者的功能恢复显得十分重要。

目前，在临床上主要采取针灸、脉冲、针刀、神经干刺激等方法进行瘫痪肢体康复，这些均需要专业人员进行操作，普通患者及家属无法采取以上方法进行瘫痪肢体护理。目前，普遍采用肢体被动按摩、保持肢体功能位等锻炼方法，这种锻炼方法不仅耗费按摩者体力而且由于操作者手部按摩方法、力度等不均匀给患者肢体恢复带来了一定的影响。为此，我们可以选择一种手持按摩器（图14）。

使用手持按摩器进行不同方式的被动康复按摩，能增加患者的感觉刺激输入；促进患肢的血液循环；预防关节周围组织粘连，增加肌肉和韧带的弹性及力量，防止肌肉萎缩，促进患肢功能的恢复。这样，不仅能有效抑制患侧肢体挛缩，还可以促使患者肌力恢复，改善患者日常生活，从而提高患者生活质量。由于此手持按摩器的面积及按摩柱的根数均根据患者上肢的外侧肌群面积的大小而设置，加之底板根据患者的手掌大小而设置，使患者抓握便捷及舒适，使用力度能够均匀。

使用中需注意以下细节。

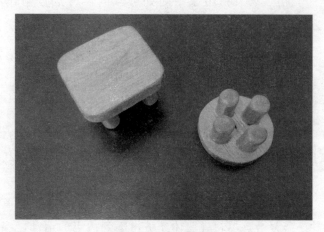

图 14　手持按摩器

① 常用的按摩方式有螺旋式、直线式及叩捶式 3 种方法。

② 要求按摩时隔层单衣进行，如直接接触皮肤按摩时，按摩前皮肤予以润肤乳或精油进行皮肤润滑。

③ 按摩时力度要适度，观察按摩部位的皮肤颜色及有无淤青等不良现象。防止用力过猛而造成皮肤淤青、肢体疼痛等不良反应。

④ 如果患者对侧手部、上肢肌力正常的话，鼓励患者自行进行按摩。

优点：① 本实用新型手持按摩器制作简便、操作灵活、简单易学、成本低廉。

② 该器具体型小巧，可随身携带，随时随地进行肢体按摩锻炼，不受时间、空间限制。

第四章

▶▶

安全课堂

第一节 ➤➤

人生路上的"绊脚石"：跌倒

在哪里跌倒，就在哪里站起来。这一句话相信很多人都听过，但是对于有些人来说，一次跌倒，很可能从此就再也站不起来了。世界卫生组织报告显示，全球每年有 30 余万人死于跌倒，其中一半是 60 岁以上的老人，跌倒已成为 65 岁以上老人伤亡的首位原因。跌倒可能导致老年人健康状况大大变差，还可能导致残疾、精神心理变差，甚至是死亡，以及给老人以及家属带来巨大的医疗花费负担。

一、透过现象看本质——为什么会跌倒？

跌倒是指突发、不自主的、非故意的体位改变，倒在地上或更低的平面上。按照国际疾病分类（ICD-10）对跌倒的分类，跌倒包括以下两类：从一个平面至另一个平面的跌落；同一平面的跌倒。

（一）"手电筒"原理——疾病因素

人体姿态的稳定性有赖于感觉器官、中枢神经系统及骨骼肌肉功能的协调一致，就像是手电筒一样，电池、灯泡、开关缺一不可，随年龄的增加传导神经（电池）和中枢能力（开关）明显降低。因此，传导过程中中枢控制能力下降，骨骼肌肉功能（灯泡）平衡失调易引起跌倒，这就像是夜间行走，光线不足时自然无法看清前方的路况，被绊倒就是很自然的事了。脑卒中、震颤性麻痹（与药物、脑血管性痴呆有关）、高血压、直立性低血压和贫血史引起的平衡能力的降低；关节炎、帕金森病、脑水肿等引起的步态异常；许多急性病如肺炎、尿路感染、心肌梗死及慢性病急性发作（如疼痛、心源性晕厥等），都可引起跌倒。据调查约有 83.12％的老年人患有各种慢性病，其中高血压、脑卒中后遗症占总数 61.04％。患慢性病越多，跌倒的危险越大。

（二）"对影成三人"——环境因素

因为光线不足，患者的视野范围内未能看见障碍物，导致机体平衡受影响或未能看见障碍物，对路况判断有误，无法绕过或跨过障碍物而被"绊"倒。

（三）"老骥伏枥"——心理因素

老年人往往是因"怕麻烦他人""感觉自己可以"，存在过高估计自己的身体素质等心理，在未请他人帮助的情况下发生意外跌倒。

（四）"四大金刚"——药物因素

老年人多有冠心病、高血压、糖尿病等疾病，服用药物多为扩血管药物、降压药物等，易导致直立性低血压，发生跌倒；降糖药易导致低血糖；镇静催眠药有肌肉松弛和中枢抑制作用，引起嗜睡、头晕、乏力等不良反应，使肌肉协调和反应能力下降而发生跌倒。

二、"亡羊补牢"——跌倒后的处理

虽然有些事情我们希望它不要发生，就像跌倒一样，但是在日常生活中，由于各种因素的影响，跌倒还是不可避免，那么跌倒发生后是不是就一定会有严重的后果呢？不是的。在发现有人跌倒后应及时分清导致跌倒的原因，并进行不同的处理。

（一）疾病因素——自身疾病或突发疾病引起

① 在发生跌倒后，应及时观察患者意识，如意识清楚，应当询问是否记得跌倒的过程及原因，如忘记过程，可能是发生了晕厥或短暂性意识丧失，应及时拨打急救电话或送医院进行进一步治疗。

② 询问是否有剧烈头痛或口角歪斜、言语不利、肢体无力等提示脑卒中的情况，如有，应在原地不予及时扶起，立即扶起可能加重脑出血或脑缺血，使病情加重，应立即拨打急救电话。

③ 询问是否有糖尿病史，如确认是因低血糖反应而跌倒时应协助进食糖块、巧克力等含糖量较高的食物。如无人发现时，患者应尽可能向路人寻求帮助，以便及时缓解症状，避免因时间延误造成更严重的后果。

④ 如因冠心病相关疾病突然发作引起跌倒时，应立即服用随身携带药物，如自身无法完成服药动作或未携带药物的情况下，应尽可能向路人求助，以便于及早地服用药物缓解症状或及时送医院就诊。

⑤ 有呕吐发生时，将患者头偏向一侧，并及时清理口、鼻腔呕吐物，保证呼吸通畅。

⑥ 发现有抽搐时，应立即将患者移至平整地面或身体下垫软物，防止碰伤、擦伤，必要时牙间垫较硬物，防止舌咬伤，不要硬掰抽搐肢体，防止造成肌肉、骨骼损伤。

（二）物理因素——环境引起或外力影响

① 如发现明显外伤时，应及时止血，尽可能使用手边的物品进行包扎止血，如出血量较大时应立即拨打急救电话同时给予压迫止血。

② 如发生扭伤，应及时使用冰敷，避免走动。查看有无肢体疼痛、关节异常、肢体位置异常等提示骨折情形，如无相关专业知识，不要随便搬动，以免加重病情，应立即拨打急救电话。

③ 询问有无腰、背部疼痛，双腿活动或感觉异常及大小便失禁等提示腰椎损害情形，如无相关专业知识，不要随便搬动，以免加重病情，应立即拨打急救电话。

④ 如老年人试图自行站起，可协助老人缓慢起立，坐、卧休息并观察，确认无碍后方可离开。

⑤ 如需搬动时，应保持平稳，置于平卧位，身体呈一条直线，避免因搬动不当，造成严重的后果。

三、以小见大，加强防范——如何预防跌倒（坠床）的发生

虽然跌倒发生后有可以补救的措施，不至于造成非常严重的后果，但常言说"见微知著，睹始知终"，在日常生活中导致跌倒的因素有许多，我们需要善于观察、善于分析，善于及时清除已知的危险因素，把可能会发生的危险扼杀在摇篮里。针对如何防患于未然，总结如下。

① 在患者长时间卧床后，嘱其起床时应缓慢。应遵循起床三部曲，即：平卧30秒，坐立30秒，站立30秒，在无不适的情况下开始活动，防止因突然改变体位，引起直立性低血压，或因长期卧床后下肢无力或

眩晕感而引起跌倒，起床时需家属在旁搀扶。

② 在患者服用相关药物后（如降压药、降糖药、扩血管药物、利尿药、镇静催眠药物、肌肉松弛药物、缓泻药、抗抑郁药、抗癫痫药物），建议患者避免下床活动，尽量卧床休息。

③ 老年人应避免睡前饮水过多导致夜间多次起床，晚间下床时应保证光线充足，地面干燥，日常物品摆放应避开过道、门口等易引起跌倒的位置，防止在行走过程中因环境因素跌倒。

④ 年老体弱、下肢力弱及行动不便的老人在下床时、活动时应避免独自离床活动，需有家属在旁陪同，防止跌倒。

四、居安思危，未雨绸缪——高危人群的自我管理

在发现患者有条件符合高危人群的情况下，应嘱其做好相关的预防工作，最重要的一点就是年龄超过 65 岁以上者、行动不便者、服用高危药物后（如降压药、降糖药、扩血管药物、利尿药、镇静催眠药物、肌肉松弛药物、缓泻药、抗抑郁药、抗癫痫药物）尽可能避免独自外出，如需自行外出时应携带好所需药品（如硝酸甘油片、速效救心丸等急救药物），有糖尿病病史者应携带糖块外出，防止低血糖的发生。除此之外，还需穿戴合适的衣物，裤子长短适宜，鞋底防滑，有条件者可佩戴有自身相关信息的手环，在发生跌倒时可以尽早地了解情况给予相应的急救措施。最主要的是需要广大的老年人群在日常生活中能够更多地了解跌倒（坠床）会引起的严重后果，树立跌倒（坠床）的防范意识，从根本上重视起来，去除害怕麻烦别人或逞强的思想，从而避免跌倒（坠床）事件的发生。

第二节 ➡➤➤

上不来，下不去：窒息防范

神经内科收治的患者多为老年人，伴有不同程度的意识障碍、精神障碍及感觉、运动、认知障碍，窒息发生的危险性极大，因此，了解更多窒息相关防范措施，是十分重要的。

一、"道路" 中的"障碍物"——窒息的定义

"道路"知识知多少

人体的呼吸过程由于某种原因受阻或异常，所产生的全身各器官组织缺氧，二氧化碳潴留而引起的组织细胞代谢障碍、功能紊乱和形态结构损伤的病理状态称为窒息。这就好比是我们日常的交通，如果没有车流量较大、发生车祸及路中有障碍物等情况发生时，交通是顺畅的，而一旦出现交通堵塞时往往伴随着"障碍物"的存在。当人体内严重缺氧时，器官和组织会因为缺氧而广泛损伤、坏死，尤其是大脑。气道完全阻塞造成不能呼吸，只要 1 分钟，心跳就会停止。只要抢救及时，解除气道阻塞，呼吸恢复，心跳也随之恢复。窒息是危重症最重要的死亡原因之一。

二、"道路" 中常见的"障碍物"——病因

1. 机械性窒息　因机械作用引起呼吸障碍，如气道异物，缢、绞、扼颈项部，用物堵塞呼吸孔道，压迫胸腹部以及患急性喉头水肿或食物吸入气管等造成的窒息。

2. 中毒性窒息　如一氧化碳中毒，大量的一氧化碳由呼吸道吸入肺，进入血液，与血红蛋白结合成碳氧血红蛋白，阻碍了氧与血红蛋白的结合与解离，导致组织缺氧造成的窒息；亚硝酸盐中毒（肠源型发绀），亚硝酸盐是氧化剂，吸收后使血红蛋白氧化为高铁血红蛋白，后者无携氧功能，使组织缺氧。

3. 病理性窒息

① 如溺水和肺炎等引起的呼吸面积的丧失。

② 脑循环障碍引起的中枢性呼吸停止。

③ 新生儿窒息及空气中缺氧的窒息（如关进箱、柜内，空气中的氧逐渐减少等）。

三、"障碍物"的多元化——临床表现与分类

平坦的道路上如果出现障碍物，可能会引起堵车，可能会引发车祸。

那么同样的，如果我们的气道或食道有障碍物存在，会有什么样的表现及症状呢？

（一）"障碍物"的分类

1. 内源性窒息——喉头水肿　喉头水肿为喉部松弛处的黏膜下有组织液浸润。其病因有感染性和非感染性两大类。

2. 外源性窒息——呼吸道异物　呼吸道异物是生活中常见急症之一。若有异物吸入史，或疑有异物吸入史，应考虑作支气管镜检查，进一步明确诊断。若对某些异物误诊失治，将产生严重并发症，甚至危及生命。

（二）"道路" 阻塞后的表现

1. 咽喉　口咽异物因为异物种类以及刺入部位不同，成人一般有明显的咽部异物感或刺痛，吞咽时明显加重，因吞咽痛常有流涎或吞咽困难。咽喉部异物刺激黏膜，轻则发痒咳嗽，重则引起咽喉黏膜水肿或者脓肿，发生喉梗阻的情况。异物停留于咽喉部容易继发细菌感染，成人一般有疼痛加重或者发热症状，严重者可出现颈深部感染甚至脓肿。感染灶如果扩散，可以累及纵隔，引发纵隔感染，危及生命。儿童喉异物一般发生在 5 岁以下幼儿，是非常危险的疾病。因为声门裂为呼吸道最为狭窄的部位，所以嵌顿于声门附近的异物才能停留于喉腔，较小的异物则通过声门进入气道，形成气管或者支气管异物。儿童喉异物一般在进食时出现，也可以因口含异物，突然跌倒或哭闹时被吸入喉部。一般表现为剧烈的咳嗽、呼吸困难以及发绀。部分患儿可在数分钟内发生窒息，导致死亡。

2. 气道　异物刚吸入，其症状与喉异物相似，以呛咳为主。之后，活动性异物随气流移动，可引起阵发性咳嗽及呼吸困难，在呼气末期于气管处可听到异物冲击气管壁和声门下区的拍击声。并在甲状软骨下可触及异物撞击震动感。由于气管腔被异物所占，或声门下水肿而狭小，致呼吸道不完全堵塞，患者有严重的呼吸困难，并可引起喘鸣。随着时间延长，由于呼吸道分泌物以及其他原因（如堵塞物膨胀等），呼吸道不完全堵塞可以发展至完全堵塞，患者表现为不能言语、极度痛苦面容及 V 字手型，同时伴有严重发绀，如未能排出异物，患者将发生昏迷甚至

死亡。

3. **支气管** 早期症状与气管异物相似。由于不同种类异物可以出现不同症状。植物性异物，如花生米、豆类，对黏膜刺激较大，常出现高热、咳嗽、咯脓痰等急性支气管炎症状。若为金属异物，对局部刺激较小，如不发生阻塞，可存留在支气管中数月而无症状。之后，由于异物嵌顿于支气管而造成不同程度阻塞而出现不同症状。

（1）支气管不完全阻塞：吸气时气管扩大，空气可进入，呼气时因支气管缩小，呼出气少，终致阻塞处远端气体不断增加，形成阻塞性肺气肿。检查时可发现：①呼吸时患侧胸部运动受限制；②患侧呼吸音减低、语颤减弱、叩诊呈鼓音。

（2）支气管完全阻塞：呼气、吸气时空气均无法通过，则阻塞处远端空气逐渐被肺吸收，形成阻塞性肺不张。检查时可发现患侧呼吸运动受限制，患侧胸部平坦，呼吸音减弱或完全消失，语颤减弱，患侧叩诊呈浊音。

四、清除"障碍物"，保持"道路"通畅——急救处置

在道路阻塞，路况不佳的情况下，我们一般是耐心等待或是另辟蹊径，但对于生命来说，是与死神赛跑，在这争分夺秒的过程中，需及时疏通"道路"，清除"障碍物"，使其恢复正常的机体功能，下面我们就详细了解一下如何快速有效地清除"障碍物"。

（一）就地抢救，分秒必争

在有窒息发生的情况下，应就地抢救，使患者平卧位，解开衣领扣子及皮带，如口腔可见明显异物的情况下，可用手掏出异物，如异物不在口腔，而在咽喉部且能看见的情况下，应将患者置于俯卧位，头高足低，加强叩背，促进异物咳出。如异物位于更深处，则及时拨打急救电话，同时给予海姆立克急救法，如异物无法排出，在条件允许的情况下尽早行气管切开术或环甲膜切开术。

（二）生命的拥抱：海姆立克急救法

海姆立克急救法是利用突然冲击腹部的压力，使膈肌抬高，使肺部

残留空气形成一股向上的气流，这股气流具有冲击性、方向性，它会快速冲入气管，从而将异物排出。

1. 自救腹部冲击法　一手握拳头，另一只手抓住该手，快速冲击腹部；或用圆角或椅背快速挤压腹部。在这种情况下，任何钝角物件都可以用来挤压腹部，使阻塞物排出。

2. 立位腹部冲击法　抢救者站在患者背后，用两手臂环绕患者的腰部，一手握空心拳，将拇指侧顶住患者腹部正中线肚脐上方两横指处、剑突下方，用另一手抓住拳头、快速向内、向上挤压冲击患者的腹部，约每秒一次，直至异物排出或患者失去反应。如患者失去意识，应立即行胸外按压，直至抢救支援人员到场，此法适宜成年清醒患者。

对于极度肥胖及怀孕后期发生呼吸道异物堵塞的患者，应当采用胸部冲击法，姿势不变，只是将左手的虎口贴在患者胸骨下端即可，注意不要偏离胸骨，以免造成肋骨骨折。

3. 仰卧位腹部冲击法　患者平卧，抢救者面对患者，骑跨在患者的髋部；一手置于另一手上，将下面一手的掌跟放在胸廓下脐上的腹部，用身体重量快速冲击患者的腹部，直至异物排出，适用于昏迷患者。

4. 婴儿救治法　抢救者取坐位或单膝跪地，将婴儿俯卧于操作者一侧手臂上，手要托住婴儿头及下颌，头部低于躯干，将前臂靠在膝盖或大腿上，用另一手掌根部向前下方，用力叩击婴儿背部肩胛之间，每秒一次，拍打 5 次；然后，用手固定头颈部，两前臂夹住婴儿躯干，小心将其翻转呈仰卧位，翻转过程中，保持婴儿头部低于躯干，用两指快速、冲击性按压婴儿两乳头连线正下方 5 次，每秒一次，然后，反复进行，直至异物清除或婴儿失去反应。

五、"道路" 越畅通， 生活越美好——防范措施

远离"内忧外患"

应注意容易使老人和小孩发生气管堵塞的食物。

1. 果冻　老人和小孩吞食果冻容易发生意外，不建议食用。

2. 麻花、糖果　不好咬的食物本来就容易噎住喉咙，不适合老人和小孩食用。

3. **鱿鱼丝、牛肉干**　纤维过长、咬感过硬的零食，不适合给老人和小孩吃。

4. **花生酱**　黏稠度过高，不适合老人和小孩吞食。

5. **坚果类**　体积太小，可能咀嚼不足就吞食下肚，容易噎到。

6. **小巧水果**　小巧圆形、带核的水果不适合给老人和小孩食用，如龙眼、葡萄、樱桃等，可去核后再食用。

7. **多纤维蔬菜**　纤维多且不易咬烂的蔬菜不适合老人和小孩，如芹菜、豆芽。

8. **大肉块**　大块的肉块难以咬烂，若强吞下很容易噎到，应该切成薄肉片或肉丁。

9. **长面**　太长的面条不易吞食，若以吸食的方式食用也容易噎到，烹调时可先切成小段再烹煮。

10. **多刺的鱼**　建议选择鱼刺较少的鱼类烹煮，否则容易噎到并会刺伤食道与口腔。

第三节 ➔》
别让温度留下痕迹：烫伤防范

在我们日常生活中，皮肤烫伤是经常会遇见的事情，尤其是在夏天与冬天的时候，夏天穿着较少而冬天使用保暖物品较多，被烫伤的概率也就越大。当我们皮肤烫伤之后该如何处理呢？可能许多人都有自己的"小秘方"，比如抹蜂蜜、涂牙膏、擦酱油这都是我们生活中误区，不但不能促进伤口的好转，可能还会引起感染而不利于创面的好转。尤其在以老年人及儿童为主要群体的伤者，烫伤后究竟如何处理，又应该怎样预防烫伤的发生呢？

一、水过有痕——什么是烫伤

顾名思义，烫伤是由无火焰的高温液体（沸水、热油、钢水）、高温固体（烧热的金属等）或高温蒸气等所致的组织损伤。常见低热烫伤，低热烫伤又可称为低温烫伤，是因为皮肤长时间接触高于体温的低热物体而造成的烫伤。接触 70℃ 的物体持续 1 分钟，皮肤可能就会被烫伤；而当皮肤接触近 60℃ 的物体持续 5 分钟以上时，也有可能造成烫伤，这种烫伤就叫做低温烫伤。

二、不知深浅——如何判断烫伤的程度

在日常生活中被烫伤该如何判断烫伤的程度呢？从医学的角度来分，一般可分为三度。

我们可以先来看看皮肤的组成，皮肤分表皮和真皮两层，表皮在皮肤表面，又可分成角质层和生发层两部分。表皮属复层扁平上皮，真皮则是致密结缔组织，有许多弹力纤维和胶原纤维，故有弹性和韧性。真皮比表皮厚，有丰富的血管和神经。皮肤下面有皮下组织，属疏松结缔组织。了解了皮肤的组成后，我们可以更直观地了解三度烫伤分类。

1. 一度烫伤 烫伤只损伤皮肤表层，局部轻度红肿、无水疱、疼痛明显。

2. 二度烫伤 烫伤是真皮损伤，局部红肿疼痛，有大小不等的水疱。

3. 三度烫伤 烫伤是皮下，脂肪、肌肉、骨骼都有损伤，并呈灰或红褐色。

三、抽薪止沸——烫伤后的处理

日常生活中烫伤是一种常见的意外伤害，通常发生在家庭环境中，多为非致命性的损伤，但较为严重的烫伤有致残性。烫伤发生后，如果我们可以及时采取正确的院前急救措施，就可以将烫伤造成的危害减到最小，有利于后期的治疗与康复。反之，则可能使损伤加重，甚至引起感染等并发症。所以，正确掌握烫伤后的急救知识，对于帮助家庭成员在伤者发生意外烫伤时能够及时实施正确的应急措施，减轻意外烫伤所带来的损伤程度有重要的意义。

（一）一度烫伤

烫伤后首先不要惊慌，也不要急于脱掉贴身单薄的诸如汗衫、丝袜

之类的衣物，应即用冷水冲洗。等冷却后才可小心地将贴身衣服脱去，以免撕破烫伤后形成的水泡。冷水冲洗的目的是止痛、减少渗出和肿胀，从而避免或减少水泡形成。冲洗时间约半小时以上，以停止冲洗时不感到疼痛为止。一般水温约 20℃ 左右即可。切忌用冰水，以免冻伤。如果烫伤在手指，也可用冷水浸浴。面部等不能冲洗或浸浴的部位可用冷敷。冷水处理后把创面拭干，然后薄薄地涂些蓝油烃、绿药膏等油膏类药物，再适当包扎 1～2 天，以防止起水泡。但面部只能暴露，不必包扎。如有水泡形成，可用消毒针筒抽吸或剪个小孔放出水液即可；如水泡已破，则用消毒棉球拭干，以保持干燥，不能使水液积聚成块。烫伤后切忌用紫药水或红汞涂搽，以免影响观察伤后创面的变化。大面积或严重的烫伤经家庭一般紧急护理后应立即送医院。

（二）二度烫伤

① 首先迅速避开热源，采取"冷散热"的措施，在水龙头下用冷水持续冲洗伤部，或将伤处置于盛冷水的容器中浸泡，持续 30 分钟，以脱离冷源后疼痛已显著减轻为准。这样可以使伤处迅速、彻底地散热，使皮肤血管收缩，减少渗出与水肿，缓解疼痛，减少水泡形成，防止创面形成瘢痕。这是烧烫伤后的最佳的、也是最可行的治疗方案。

② 将覆盖在伤处的衣裤剪开，以避免使皮肤的烫伤变重。

③ 创面不要用红药水、紫药水等有色药液，以免影响医生对烫伤深度的判断，也不要用碱面、酱油、牙膏等乱敷，以免造成感染；如有水泡可在低位用消毒针头刺破，转运时创面应以消毒敷料或干净衣被遮盖保护。

（三）三度烫伤

应用干净布包住创面及时送往医院。切不可在创面上涂紫药水或膏类药物，影响病情观察与处理。如烫伤严重，不能用生冷水冲洗或者浸泡伤口，否则会引起肌肤溃烂，加重伤势，大大增加留疤的概率。严重烫伤者，在转送途中可能会出现休克或呼吸、心跳停止，应立即进行人工呼吸或胸外心脏按压。伤者烦渴时，可给少量的热茶水或淡盐水服用，绝不可以在短时间内饮服大量的热水，而导致伤者出现脑水肿。

四、未雨绸缪——如何预防烫伤

生活一小步，安全一大步。在日常生活中，成年人可能只需要小心一点或是避开会导致烫伤的危险源就可以了，但是对于儿童（婴幼儿）与老年人来说，发生烫伤是十分痛苦的。烫伤发生后，千万不要揉搓、按摩、挤压烫伤的皮肤，也不要急着用毛巾拭擦。因此，父母要向孩子反复讲明火、火柴以及煤气灶具的危险性，告知孩子不要在厨房打闹。家中的热水壶不要放在孩子易触碰到的地方，以免孩子碰倒造成烫伤。如何减少意外烫伤，从生活的点滴做起，让家里的老人与小孩处于一个安全的环境是至关重要的，也许不能根本杜绝意外的发生，但可以减少及避免意外发生。

① 给儿童或老人冬季使用热水袋保暖时，热水袋外边用毛巾包裹，手摸上去不烫为宜。注意热水袋的盖一定要拧紧，经检查无误才能放置于被子内，最好在被子内暖和后取出，减少与危险因素的接触，多与老人加强低温烫伤的知识，杜绝水温不高就不会烫伤的认知，老年人末梢感觉及温度感觉减退，无法及时感知。

② 洗澡时，应先放冷水后再兑热水，水温不高于40℃。热水器温度应调到50℃以下，因为水温在65～70℃时，2秒钟内就可能使幼儿严重烫伤。

③ 暖气和火炉的周围一定要设围栏，以防孩子烫伤。

④ 不要让孩子轻易进入厨房。

⑤ 将可能造成烫伤的危险品移开或加上防护措施。如热水瓶、熨斗等电器用具要放在孩子够不到的地方。桌上不要摆放桌布，防止弄倒桌上的饭碗、暖瓶而烫伤。

⑥ 家庭成员要定期进行急救知识培训，并检查落实情况。时常提醒孩子、老人加强自我防烫意识。

第四节 ➙ ❯❯

迷途知"返"：防走失

随着网络的发展、信息的共享、媒体的多元化，我们可能经常会在网络及各社交平台看见各种各样的寻人启事，随着我国社会进入老年化，我国每年的走失事件逐渐增多，此类事件的发生往往会导致走失者人身安全受到威胁。如今老年人走失问题越来越严重，老年痴呆患者走失的不良事件发生逐渐呈上升趋势，且后果严重，不仅仅对家庭带来很大的伤害，对社会也造成了非常大的影响。

一、"家"在何方——为什么会发生走失事件

老人的走失，大部分原因可能是老人患有老年痴呆或精神疾病引起定向力障碍，也有因为年龄太大、记忆力减退、辨识能力差。社会发展较快，一些印象中的参照物，如道路、树木、商店名称等发生变化后，使得独自外出的老人很可能迷失方向，找不到回家的路。

（一）疾病因素

1. 金鱼的记忆——认知障碍 相传金鱼的记忆只有 7 秒，所以我们经常会把记忆力不好的或容易健忘的人戏称为"金鱼的记忆"，对于传言我们且不论真假，但从医学的角度来分析，这类人属于认知障碍的一种表现形式。认知障碍是脑损伤后患者的主要功能障碍之一，根据报道，由于脑炎、老年性痴呆等各种原因导致的精神异常而发生的意外事件中，走失是最常见的事件。老年痴呆的症状其实是多种多样的，不只是健忘（记忆障碍）那么简单，还有认知的障碍，如掌握新知识、熟练应用能力及社交能力下降、计算能力障碍等。有的患者还会有时间定向障碍，不知何年何月何日，不分日夜；人物定向障碍，对非常熟悉的人包括家人不认识。突出的症状是记忆障碍，常是近事遗忘，甚至瞬间即忘，事后也想不起来，即使别人提示也想不起来，总是忘记刚发生的事情，经常性手里拿着某物而找某物，刚吃过了饭说未曾吃，但对很久以前的事情可清楚记得。家人有时还会误认为老人记忆力不错。

2. 此消彼长——失智症　年纪越来越大，脑子就会越来越慢，这是我们经常会听到的一句话，那么年龄的增长与智力的增减究竟有什么关系呢？年龄是失智症最主要的危险因素。根据流行病学研究，65 岁以上的人有 5％有失智症，85 岁以上则增加到 20％。

（二）其他因素

1. "面面"能否俱到——看护不当　老年痴呆患者的走失行为通常在某些情境下容易发生，其中包括看护不到位、不听从指示、独自外出等。看护不到位是走失行为的主要危险因素之一，许多老年人及老年痴呆患者会在缺乏看护措施、照顾者睡觉或暂时离开房间，或照顾者在其他房间从事活动的情况下擅自离开。

2. 内"忧"外"患"——心理与环境　从内在因素来说，老年患者一方面对于自身疾病缺乏正确的认知，另一方面缺少子女家人的陪伴，容易产生抑郁的情绪，某些老年患者更因长期受慢性疾病的折磨对治疗产生消极的情绪而出现走失情况。而从外在因素来说，随着社会的发展、道路的复杂、城市建设的迅速，老年人记忆力的减退，无法找着记忆中的参照物，更容易迷失方向发生走失事件。

二、查漏补缺——如何预防老人走失

无论是"空巢老人"，还是住在养老院或老年医院的老人，一旦走失，会严重威胁老人的健康和生命安全，也会给家人带来很大的心理压力。对老人走失的防范，已经成为家庭、社会共同关注的问题。

1. 以防为主　早期预防老年痴呆，是防范老年患者走失的最根本措施。老年痴呆是一组大脑的退行性病变，早期主要表现为健忘，逐渐发展为痴呆。预防老年痴呆要从中年开始，纽约痴呆康复中心提出 10 条建议：①防止动脉硬化，要调节饮食，控制食盐摄入，开展体育运动；②避免使用铝制食具；③戒除烟酒；④补充锌等有益的矿物元素；⑤除全身运动外，尽量多活动手指；⑥培养兴趣爱好；⑦增加人际交往；⑧学习外语等其他语言，强化大脑思维活动；⑨家庭和睦；⑩保持对事业的执着追求。从根本上预防才是杜绝痴呆老人走失的有效方法。

2. 家属为辅　"空巢"老人容易走失，而且一旦走失不容易发现，

因此，家人尽可能不要让老人独居，老人外出时尽量由家人或者看护陪同。对独居的老人，子女要"常回家看看"，让老人感受到家庭的温情，让其在家觉得有"盼头"，从而"坚守不出"。要给老人制作一张身份卡挂牌，把老人的基本情况、家人地址、联系电话等写在牌上，老人外出时，戴在老人脖子上或缝在老人外套上，便于走失时联系。也可以采用智能定位器，对于防止老人走失有较好的效果，一般采用手表式智能定位器，可让老人随身携带，可追踪老人的走向。"远亲不如近邻"，在子女不在家的时候可以和邻居交代一下老人的情况，如看见老人独自外出时可以适当地问一声或者通知子女，从根本上减少老人走失的情况。

三、让"爱"回家——走失后应如何处理

1. 向警方寻求帮助　发现家里老人不见后应首先确认是否走失。毕竟老年人行走缓慢，如时间不长，老人的活动范围不会很远，可以向邻居街坊寻求帮助，及时进行排查。而且老人走失并不一定局限于"24小时以上"报警，时间越长，找到的概率越小。确认老人走失后应及时报警，向警方寻求帮助。详细与警方描述老人的长相穿着，及最后出现的位置，以便于警方更快地排查。

2. 特殊场所排查　有研究表明，走失的痴呆患者或老人往往会在公共场所被找寻，可在住宅附近的公共场所及时寻找。

随着老年痴呆发病率的增高，老年痴呆患者走失的发生率也逐年增加，因此，防范痴呆老人走失，应该引起家庭、养老院、医院和全社会的重视。家庭成员不仅需要加强防范意识，最主要的还是要从对老人的关爱关心做起。

（1）调整生活节奏：日常生活尽量简单化、有规律，避免增加不良刺激。

（2）对老人不能做的事应及时提供帮助，不要勉强其做能力达不到的事。

（3）居所固定对痴呆患者非常重要，最好让他们生活在自己家里，避免换住所。

（4）安排适当的活动，让老人经常活动可以减轻老人的无聊感和分散注意力。

（5）经常播放一些老人喜欢的音乐，让老人处于一个轻松愉悦的

环境。

多抽时间陪伴老人，缓解老人孤独，使老人感受家庭温暖，从根本上减少老人在家待不住的情况，减少走失的概率。

第五节 ➡➤
"药"谨慎：服错药

生活中，大多数服错药的人都没有仔细阅读药品包装和说明书，而患者尤其是儿童吃药时没有人在旁监管，是"服错药"的高发人群。一旦吃错药，不但不能治病，反而可能致病，甚至会有生命危险。因此，对患者用药指导以及规律服药的宣教十分重要。

服错药是指各种原因导致吃错药、过量服药，或由于药品贮存、使用不当，服用变质、过期的药物。有些患者的基础疾病比较多，少则几种，多则十几种的药品，一不留神就会出现差错。那么，面对这样的情况我们该怎么做呢？

一、防范知识要掌握

（一）评估服药能力

评估的内容包括患者的视力、听力、理解力、记忆力、阅读力、吞咽功能及手足运动功能等方面，用来判断其是否具备区别药物的种类、用药剂量、规律服药和是否具有及时发现药物不良反应的能力。然后，再根据患者的现状，提出针对性的辅助手段。

（二）掌握常用药物的相关知识

居家服药的患者大多需要长期用药治疗自身疾病，故应在用药物之前，让患者了解所用药物相关知识，其中包括药物的作用、剂量、常见不良反应，便于患者能够在家属的督促下或自觉规律遵医嘱用药。

（三）用药指导

1. 规律用药 严格遵医嘱用药，注意服药时间和服药间隔，坚持按时按量服药，不能擅自增减药量，不随意混用某些药物等。将药物放在固定、易见处，使用闹铃或采用小卡片等方法提醒患者按时服药。

2. 指导家属监督患者服药 应注意观察患者用药后的反应和病情变化，同时家属应该多关心患者，一旦发现异常，应立即停药，保存好残留药物，送患者入院就诊。

3. 合理用药 当身体疾病能用非药物方式缓解症状或痛苦时，尽可能不用药物。

4. 不偏信传家药方，禁止滥用保健药等。

5. 服药技巧

① 服用药片多时，可分次吞服，以免发生误咽。

② 药物刺激性大、异味较重时可将药物溶于水，用吸管饮服，以减轻不适感。

③ 吞咽片剂或胶囊有困难时，可选用液体剂型，如冲服或口服液等。

④ 在外出带药时，可用小药盒进行分顿放置，防止漏服、错服。

⑤ 定期整理药柜，弃去过期、变质的药品，保留常用药和正在服用的药物。

⑥若家庭条件允许，可为患者配置小药箱，必要时给予患者使用。

6. 促进药效有门道

（1）空腹：空腹服药是指清晨空腹将药服下。此时有利于药物和胃肠的接触，使药物能够被充分吸收，快速发挥效能。

（2）饭前：饭前服药一般是指在饭前30～60分钟服药。由于这个时段胃中食物较少，有利于药物在胃内吸收并作用于胃壁，还可使药物迅速到达小肠。有利于作用于胃肠道的药物。

（3）饭后：饭后服药是指在饭后15～30分钟后服药。这是因为大多数药物是在小肠内吸收，而药物混合食物达到小肠的时间，正好是药物开始显效的时间。除此之外，药物与食物混合，能减少药物与胃黏膜接触的面积，而且药物与食物的混合，也延长了药物通过肠道的时间，有利于药物的充分吸收。因此，对胃黏膜有刺激性的药物、助消化的药物、需要缓慢发挥作用的药物宜在饭后服用。

二、安慰疏导不能少

　　患者用药时，应多与患者进行沟通交流，鼓励患者诉说服药感受，注意观察患者服药后的不适或异常表现。发现患者有不自觉的否定疾病、"忘记"有病，对药物治疗有错误认识，或恐惧感、不愿服药时，应进行耐心交流，解除疑虑，促进服药。家人还要提高患者的自我管理能力和服药的依从性。

三、居家急救需掌握

　　① 一旦发现患者服错药，应迅速排出口中、胃中药物。可用手指、筷子或鹅毛刺激咽喉催吐，尽快排出毒物。

　　② 如吃大量安眠药或其他毒性大的药物，要在最短的时间内催吐。方法是用筷子或汤匙压患者舌根部引吐，吐后灌一大杯温凉的水再次引吐，直到胃内容物全部吐出。

　　③ 如果误服了腐蚀性很强的药物，应让患者先喝大量鸡蛋清、牛奶等，让食物附着在食管和胃黏膜上，从而起到保护的作用，以免再次受到损伤。此种情况下不宜催吐。

　　④ 如果误服了碘酒，应马上给患者喝米汤等淀粉类的流质，然后催吐。因淀粉与碘作用后，能生成碘化淀粉而失去毒性，反复多次，直到吐出物不显蓝色为止，这表明胃中的碘已基本吐尽。

四、紧急求助去医院

　　① 在家中进行初步急救处理后，应立即送患者到医院救治，并带上患者吃错的药或药瓶，供医生抢救时参考。如果不知道患者服的是什么药，则应将患者的呕吐物、污染物、残留物带到医院，以备检查。

　　② 对服药后已失去知觉或伴有抽搐的儿童或患者，不宜采用催吐法，应及时送医院抢救。

第六节 ⟶≫

生命中所有的路口都不是尽头：自杀的防范 ·················

在日常生活中，我们每个人都有不愉快或情绪抑郁的时候，这种情绪抑郁是暂时性的，通过自我排解可自行缓解。但如果长期抑郁应给予重视。自杀预防是危机干预中重要的一项，普及与推广是必要且必需的。

一、追本溯源——自杀的因素

自杀是一种蓄意的致命性后果行为，实施者知道或希望有致命性后果。导致自杀最直接原因是因为生活中遭遇挫折，引起强烈的、难以摆脱的精神痛苦，产生抑郁绝望的心情，完全失去了适应能力，希望以结束生命的方式来获得最终解脱。

自杀原因在各年龄层的分布也不一样。有的是因为经济情况，有的是因为情感问题，有的是因为身体疾病因素，对于自杀的原因的分析是多种多样的，是没有年龄限制的。

（一）人格障碍

有自杀倾向的人一般在个性特征上有一定缺陷，不愿用倾诉、转移等积极的应对方式排解自身的抑郁情绪，而是以自责、自伤，甚至自杀的方式来逃避现实。

（二）认知因素

住院患者认知不良常表现为对疾病缺少正确的认知，认识问题范围狭窄，看不到解决问题的多种途径，因而失去信心、绝望，认为自己所患疾病无药可救、感到生存没有价值等。

（三）缺乏家庭及社会支持

由于疾病的迁延，部分患者的家属因为工作或其他各种原因，陪伴照顾、探视患者的时间越来越短，次数越来越少，使他们产生一种孤独的、被遗弃的感觉，因而失去了生存的意念。另外一些性病、艾滋病、吸毒、酒药成瘾患者等常被人误解、歧视、唾弃，强烈的耻辱感、罪恶感和无助感也容易引发自杀。

（四）负性生活事件

常见的负性生活事件有人际冲突、家人责骂、失业、夫妻矛盾、恋爱失败、工作压力等。住院患者若遭遇此类负性生活事件，常可导致急性应激，引发心理冲突，若自我调节不良，极易诱发自伤、自杀等后果。

神经内科住院患者自杀的主要原因为抑郁。抑郁症主要表现为情绪低落，受负面情绪的支配，患者会产生自伤、自杀的想法并付诸行动。

二、如何防止自杀事件的发生

如果发现朋友或亲人有自杀倾向时，在帮助他们时需要注意方式和方法。有时大家会以命令式的方式劝阻他们，比如以"不能""不要""不可以"开始，把自己强烈的意志和情绪强加于劝阻对象身上。但其实用这样的方式劝阻有自杀倾向的人时，就好像站在岸上看一位溺水的人，告诉他不可以放弃，告诉他怎么去游泳，告诉他人生其实很美好，但没有实际的救援行动。所以，这种劝阻方式可能会把有自杀倾向的人推向更深的深渊。

除了日常生活中存在的问题，有一部分的群体更需要帮助，那就是住院患者，因精神、疾病、经济等多方的因素，患者存在抑郁情绪更明显，我们可以请精神科或心理医生会诊，用药物或者心理治疗的手段解除患者的异常心理。

三、双管齐下——家庭与社会支持

亲情的温暖能够触及患者内心最深处，使其留恋人世间，因此，护理人员应积极协调患者与家属的关系，合理安排探视，告知家属在与患者交流时的注意事项，避免家属因急于想改善患者低落情绪而表现得过于刻意；嘱家属避免刺激患者，交谈时尽量避开经济、病情等影响情绪的话题，鼓励患者积极与医务人员沟通，积极与病魔做斗争。鼓励患者多与外界接触，多参加社会团体活动，在活动中寻找生命的意义与价值。联合社区举办病友交谈会，诱导患者敞开心扉，寻求社会的心理支持。从根本上发现生活的美好、生命的意义。

人生的选择可以有很多种，在分叉口可以停下想一想，人生的所有的路口都不是尽头，每一个选择都会有无尽的可能。

第五章

▶▶

生活课堂

第一节 ⟩⟩
衣食住行促康复

　　力量和希望对于患者来说就是活下去的心理支柱，就神经内科患者而言，在患病后，他们需要拥有强大的心理支柱，才能逐渐走向康复。说到康复，不少人都会联想到多做运动、多喝水，这些都是相对比较片面的康复知识，今天就让我带领你们一起从衣食住行开始了关注患者的生活，帮助患者康复。

一、衣

　　买衣服是我们日常生活支出的重要部分之一，人类穿衣是为了防寒和遮羞。对于患者而言，衣物的选择当然也是非常重要的，因为他们的衣物不仅仅需要满足防寒遮羞，还需要根据疾病的特征进行挑选，在最大程度上方便患者的生活。

　　流行市场衣服种类丰富多彩、款式复杂多样。但在为患者挑选衣物时尽量以宽松舒适为主。尽量选择宽松前开襟的衣服，选择带松紧腰带及穿脱方便的衣裤，对于常有出汗的患者，衣服尽量选择吸汗、纯棉质软的材质。另外，根据四季不同气候特点安排好患者的衣物。比如，夏季的衣服要纯棉吸汗；冬季的衣服要暖和且轻盈等。患者鞋子的大小要合适，尽量选择魔术贴，避免选择有鞋带的，且鞋底选择防滑的材质以防患者向前跌倒。

二、食

　　俗话说得好"民以食为天"，在中国更是如此，几乎每个地方都有一些代表性的地方小吃，让人垂涎欲滴。往往很多患者在生病之后，在饮食方面受到了很大的限制。比如说，高血压患者应该避免咸口的食物；糖尿病患者应避免甜口的食物；脂肪肝的患者应避免油腻的饮食等。除此之外，对于神经内科的患者，在饮食上还应注意哪些呢？

　　神经内科的患者大多是中老年人，在饮食方面大多以清淡为主，饮食需要营养均衡，多饮水，多进食杂粮、蔬菜、水果、坚果、谷物以及富含纤维素的食物，避免油腻、辛辣刺激的食物。除此之外，还应做到规律饮食，尤其是一些本身就存在内分泌失调、机体内激素紊乱的患者。当患者出现吞咽障碍、饮水呛咳等症状时，应立即就近就医，根据医生的建议更换常规饮食，比如软食、半流质、流质等，及时补充患者所需营养。

三、住

住，又称为居住，是指人类较长时间生活在某个区域。一个地方住得是否舒适，大部分来自室内的装修。良好的居住环境应保证足够的采光和照明度，就患者而言，室内常用的位置应安装把手和扶栏，包括卫生间里在适当的地方装一些扶手，方便患者可以自行上厕所；浴缸底部放置防滑垫；在房间内准备一把平直靠背的带扶手的椅子，特别是对于坐下去以后再站立困难的患者，需要硬的支撑和扶手的帮助，而柔软的沙发显然是不适合的，对于平衡能力不足的患者，家里的地板最好能平整一点或者铺地毯，避免患者摔跤。在居住环境方面，最好有安静的卧室，有助于患者补充睡眠。

四、行

临床上可以看到很多患者伴有行动障碍，在患病后期，患者无法自由行走，多半需要协助行走。对于这类患者来说，首先鼓励患者树立战胜疾病的信心，保持乐观的心态，积极参与健身训练。起初，为了防止患者摔跤或行走姿势改变，可在室内或床上锻炼肢体的肌力，让各部位的肌肉关节都动起来，避免肌力不足的情况下下地行走。在肌力恢复的情况下，逐渐鼓励患者站立行走，但要注意安全。例如，在进行训练时首先要让患者步子迈大，可以在地上每间隔 50～60cm 画一条鲜明的横线，让患者每一步都踩在一条横线上，以此为提示使患者加大步距，多次的反复训练后可以使患者形成不自觉的习惯。这样的训练可以选择在家庭中宽敞的客厅，也可以选择在公园、操场。对于卧床患者，家人可以帮他做一些关节被动运动。

第二节 —⟫

"关不住的水龙头"：大便失禁

大便失禁由多种原因引起，常有腹泻，患者并未感到大便的存在，由于排便的急迫，往往来不及入厕即出现排便，此时少许稀便溢出肛门口外。大便失禁的发病率不高，但非罕见。虽不直接威胁生命，但造成患者身体和精神上的痛苦，严重地干扰正常生活和工作。大部分便失禁患者的预后较好，关键在于积极治疗。

一、阐述"关不住的水龙头"的定义

大便失禁即肛门失禁，是指机体对直肠内液态和固态内容物以及气体的蓄控能力丧失，不自主地流出肛门外，为排便功能紊乱的一种症状。我们可以形象地理解为：当源水从江河湖泊中抽取到水厂，经过沉淀、过滤、消毒、入库（清水库），再由送水泵高压输入自来水管道，最终分流到用户龙头，需要用水时则打开水龙头，反之则关闭。所以说便失禁的现象就等类似于拧不紧的水龙头。

二、查找"关不住的水龙头"的因素

水龙头关不紧，那么水就会不停地往外流动，大便失禁就类似这个原理。肛门（水龙头）无论何种性能均不能闭严，呈圆形张开，咳嗽、走路、下蹲、睡眠时常有粪便黏液外流，污染内裤，使肛门潮湿、瘙痒的称为完全性失禁。若对干的大便能随意控制，但对稀的大便及气体失去控制能力，称为不完全性失禁或半失禁。造成失禁的原因大致有以下几个方面。

（1）神经障碍和损伤：排便是在内脏自主神经和大脑中枢神经支配下的反射活动，这些神经发生了功能障碍或损伤，会引起便失禁。

（2）肌肉功能障碍和受损：肛门的松缩和排便功能是由内外括约肌和肛提肌来维持的。这些肌肉松弛，张力降低，或被切断、切除，或形成大面积瘢痕，都会引起肛门失禁。

（3）先天性疾病：高位锁肛、发育不全婴儿，因先天性肛门括约

不全而引起肛门失禁。

三、了解"关不住的水龙头" 的分类

（一）按类型分类

可分为完全性和不完全性肛门失禁 2 种。

1. *不完全性肛门失禁*　稀大便及气体不能控制，但干大便可以控制。

2. *完全性肛门失禁*　干大便、稀便和气体均不能控制。

（二）按性质分类

根据肛门失禁的性质，分为感觉性失禁和运动性失禁。

1. *感觉性肛门失禁*　肛管括约肌的形态正常，但直肠下段感觉缺失，如脊髓或大脑中枢神经功能障碍而致的肛门失禁；或因直肠顺应性过低、大便次数严重增多所引起的肛门失禁。

2. *运动性肛门失禁*　主要为肛管外括约肌的损伤破坏了肛管直肠环，导致患者不能随意控制大便而致的肛门失禁。

（三）按病因分类

1. *功能性大便失禁*　很多便秘的患者由于长时间用力排便，久之可继发黏膜、骶神经和盆底肌群损伤，进而发生大便失禁。大多数患者存在肛门、直肠动力障碍，心理因素也是发病因素之一。老年人结肠敏感性降低常引起稀便失禁。

2. *肌源性大便失禁*　损伤了肛管直肠环，使肛门失去灵活括约能力，产生肛门失禁。

3. *神经源性大便失禁*　支配肛门的神经失去正常功能，肛门括约肌不能随意收缩、舒张。

四、直观"关不住的水龙头" 的现象

大便失禁有不同病因和不同程度，因此临床表现也各有不同。排便

是一个由人体多个系统共同参与协调而统一的过程，任何一个环节受到损害均可造成大便失禁。大便失禁较多见于老年人，且通常发生于机体较虚弱的状态下，同时常存在便秘或小便失禁。女性发生大便失禁较男性多见，经产妇则更多。具体表现如下。

① 先天性巨结肠病例，主要表现为大便秘结、腹胀和腹部极度膨隆等。由于大量粪便充塞结肠，使结肠、直肠协调作用失控，加以肠壁神经缺如等因素，出现大便失禁，粪水从硬粪旁漏出。

② 在常见的肛管直肠手术后并发肛门失禁的患者中，有些病例症状较轻，诉腹泻时稀便不能控制，有些患者主诉会阴部常有黏液和粪便沾染；也有主诉粪便不能随意控制，或夜间不能控制；也有在排气时有漏粪等不同程度的失控表现。

③ 严重失禁的患者可见肛门张开呈圆形，肛周有粪便污染、溃疡、湿疹、瘢痕、缺损、畸形等。如用两拇指分开臀沟，可经松弛肛门看到直肠黏膜。部分肛管缺损瘢痕形成者，可从缺损处看到直肠黏膜或直肠腔。

五、整治"关不住的水龙头" 的方法

大便失禁较为常见，严重影响患者生活质量。那么，我们该怎么办呢？

（一）非手术治疗

1. 合理膳食　治疗肛管直肠的炎症，使大便成形，避免腹泻及便秘、消除肛管直肠炎症刺激的不适感。常用的方法是多吃含纤维素高的及富有营养的食物，避免刺激性食物。养成定时排便的习惯，定时定量进行自我排便控制训练。如肛管直肠有炎症可对症服用抗生素。如肛周皮肤有炎症应经常保持肛周清洁，使其保持干燥或外用药涂擦。

2. 肛门括约肌锻炼　方法是嘱患者收缩肛门（提肛），每天提肛500次左右，每次坚持数秒钟，这样可增强肛门括约肌的功能。试验观察发现，参加肛门括约肌训练的患者除了有脊髓损伤的患者外，成功率可达70%，不过这种训练治疗比较麻烦，并要有恒心，需要取得患者的合作。这种训练技术可能通过多种作用改善人体对大便的控制能力。

① 训练可改善肌肉的活动性，从而加强肌肉作用。

② 增加敏感性，使之及早感知到直肠内大便的存在，感觉的改善使得在感觉大便之前肛门内括约肌不会松弛，这样控制大便的能力可望得到改善。

3. 药物改变结肠功能 可应用一些能改变结肠运动、吸收、结肠内液体含量和直肠敏感性的药物。

4. 刺激肛门括约肌收缩 对神经性肛门失禁者，可采用电刺激疗法和针灸疗法。电刺激疗法是将刺激电极置于外括约肌内，用电刺激肛门括约肌及肛提肌使之产生有规律的收缩，部分肛门失禁患者可以得到改善。针灸疗法是祖国传统医学的疗法，有的患者亦可取得很好的疗效，常用穴位是长强、百会、承山等。

（二）手术疗法

① 肛管括约肌修补术。

② 肛管前方括约肌折叠术。

③ 经阴道括约肌折叠术。

④ Parks 肛管后方盆底修补术。

⑤ 皮片移植肛管成形术。

⑥ 带蒂股薄肌移植括约肌成形术。

⑦ 臀大肌移植括约肌成形术。

六、改善"关不住的水龙头" 的措施

疾病虽然对患者的影响很大，但是只要我们及时科学地治疗、用心呵护，那么一定可以改善疾病的症状，从而降低疾病所带来的影响。针对大便失禁的患者在改善疾病现状上的措施，具体汇总如下。

1. 心理护理 任何原因造成的大便失禁，患者都会产生很大的心理压力，应理解、尊重患者，提供必要的帮助，以消除患者紧张、羞涩、焦虑、自卑等情绪。

2. 皮肤护理 保持肛门周围皮肤清洁，床上加铺橡胶单和中单或使用尿垫，一经污染立即更换；每次便后用温水清洗，并在肛门周围涂油膏，以保护局部皮肤，防止发生压疮。

*3. **重建排便能力*** 观察患者排便前的表现，了解患者排便的时间、规律，适时给予便盆。对排便无规律的患者，可定时给予便盆试行排便，以帮助建立排便反射。

*4. **室内环境*** 定时打开门窗通风换气，以除去不良气味，保持空气清新。

*5. **健康教育*** 在病情允许的情况下，指导患者摄入足够的液体；教会患者进行肛门括约肌及盆底肌收缩运动锻炼，以利于肛门括约肌恢复控制能力。方法：患者取坐位、立位或卧位，试做排尿（排便）动作，先慢慢收紧盆底肌肉，再缓缓放松，每次 10 秒左右，连续 10 遍，每日 5～10 次，以患者不感到疲乏为宜。

第三节 ➡❱❱

肠道偷懒的后果：便秘

据资料显示，目前我国便秘患者日益增加，不仅仅局限于老年人，而且也逐渐年轻化。患者一旦发生便秘，粪便堆积在肠道中，产生较多毒素，这些毒素通过血液循环到达人体的各个部位，导致面色晦暗无光、皮肤粗糙、毛孔粗大、痤疮、腹胀腹痛、口臭、痛经、月经不调、肥胖、心情烦躁等症状，严重时还可能会导致结肠癌。我们把便秘做了一个类比：人体肠道和肠道分泌物（粪便）的关系好比铁水管里的水（肠道）和管内的铁锈（各种影响因素），当水管内无铁锈的时候，那么水可以很顺利地经过管道输送。但是，一旦水管长期不用，管内就容易有锈斑形成，当再次使用时，便会出现水流减慢的现象，从而导致水质（便秘）发生变化。同样的道理，当我们的人体的肠道蠕动减慢时，那么就容易形成便秘。此外，有调查发现，长期便秘可诱发直肠癌、乳腺癌。所以，对便秘不能轻视。

一、"水质" 变化的缘由——定义

便秘是指 2～3 日或数日排便 1 次，粪便干硬。常见表现为便量减少、过硬及排出困难，可伴有腹胀、食欲缺乏、直肠会阴坠胀及心情烦躁等症状，严重时可有其他并发症，如排便过分用力时可诱发排便性晕厥、脑卒中及心肌梗死等。主要见于：①大脑皮质对排便反射的意志增强，如脑血管病、颅脑损伤、脑肿瘤等；②S2～S4 以上的脊髓病变，如脊髓横贯性脊髓炎、多发性硬化、多系统萎缩等。

二、为何"水质"会发生变化——影响因素

水质的变化严重影响着人类的生活，人体中的"水质"也同样至关重要。往往会有各种因素导致体内的"水质"发生变化，这大大影响了人体内环境的平衡，给人体带来了危害。针对人体内"水质"的变化，我们汇总相关因素如下。

1. 胃肠道运动缓慢 缺乏 B 族维生素、甲状腺功能减退、内分泌失调、营养缺乏等、可影响整个胃肠蠕动，使食物通过缓慢，形成便秘。

2. 肠刺激不足 饮食过少或食物中纤维素和水分不足，肠道受到的刺激量不足，不能引起结肠、直肠的反射性蠕动，结果食物残渣在肠内停留过久，水分被充分吸收，大便干燥，排出困难。

3. 心理因素 情绪紧张，忧愁焦虑，注意力高度集中于某一工作，或精神上受到惊恐等强烈刺激，导致大脑皮层和自主神经紊乱，引起便意消失。

三、"水质"的变化种类——分类

众所皆知，每一个疾病的发生我们都需要寻找病因，从而更好地判断疾病的类型，最终根据疾病的类型进行科学、有效的治疗。因此，我们也要具体阐述一下"水质"的变化种类。

（一）功能性便秘

（1）进食量少或食物缺乏纤维素或水分不足，对结肠运动的刺激减少。

（2）因工作紧张、生活节奏过快、工作性质和时间变化、精神因素等打乱了正常的排便习惯。

（3）结肠运动功能紊乱：常见于肠易激综合征，系由结肠及乙状结

肠痉挛引起，部分患者可表现为便秘与腹泻交替。

（4）腹肌及盆腔肌张力不足，排便推动力不足，难于将粪便排出体外。

（5）滥用泻药，形成药物依赖，造成便秘；老年体弱，活动过少，肠痉挛致排便困难；结肠冗长。

（二）器质性便秘

（1）直肠与肛门病变引起肛门括约肌痉挛、排便疼痛造成惧怕排便，如痔疮、肛裂、肛周脓肿和溃疡、直肠炎等。

（2）局部病变导致排便无力：如大量腹水、膈肌麻痹、系统性硬化症、肌营养不良等。

（3）结肠完全或不完全性梗阻：结肠良、恶性肿瘤、先天性巨结肠症等。各种原因引起的肠粘连、肠扭转、肠套叠等。

（4）腹腔或盆腔内肿瘤的压迫（如子宫肌瘤）。

（5）全身性疾病使肠肌松弛、排便无力，如尿毒症、糖尿病、甲状腺功能减低症、脑血管意外、截瘫、多发性硬化、皮肌炎等。此外，血卟啉病及铅中毒引起肠肌痉挛，亦可导致便秘。

（6）应用吗啡类药、抗胆碱能药、钙通道阻滞药、神经阻滞药、镇静药、抗抑郁药以及含钙、铝的制酸剂等使肠肌松弛引起便秘。

四、如何治"水"——积极治疗

当水质发生变化时，会给人们带来不同程度的危害，为了改善其危害，科学家往往取样检验，寻找引起水质变化的因素，再给予相应的措施。对于便秘也是如此，当医生查找到相应的病因时，便要开始对症治疗。于便秘而言，治疗的方法有很多。

（一）一般治疗

便秘患者首先需要排除器质性疾病所导致的便秘，然后根据便秘轻重、病因和类型，采用综合治疗，包括一般生活治疗、药物治疗、生物反馈训练和手术治疗，以恢复正常排便生理。重视生活治疗，加强对患者的教育，采取合理的饮食习惯，如增加膳食纤维含量，增加饮水量以加强对结肠的刺激，并养成良好的排便习惯，如晨起排便、有便意及时排便，避免用力排便，同时应增加活动。治疗时应注意清除远端直肠内过多的积粪；需积极调整心态，这些对获得有效治疗均极为重要。

（二）药物治疗

1. 容积性泻剂　主要包括可溶性纤维素（果胶、车前草、燕麦麸等）和不可溶性纤维（植物纤维、木质素等）。容积性泻剂起效慢而副作用小、安全，故对妊娠便秘或轻症便秘有较好疗效，但不适于作为暂时性便秘的迅速通便治疗。

2. 润滑性泻剂　能润滑肠壁，软化大便，使粪便易于排出，使用方便，如开塞露、矿物油或液状石蜡。

3. 盐类泻剂　如硫酸镁、镁乳，这类药可引起严重不良反应，临床应慎用。

4. 渗透性泻剂　常用的药物有乳果糖、山梨醇、聚乙二醇 4000 等。适用于粪块嵌塞或作为慢性便秘者的临时治疗措施，是对容积性轻泻剂疗效差的便秘患者的较好选择。

5. 刺激性泻剂　包括含蒽醌类的植物性泻药（大黄、弗朗鼠李皮、番泻叶、芦荟）、酚酞、蓖麻油、双酯酚汀等。刺激性泻剂应在容积性泻剂和盐类泻剂无效时才使用，有的较为强烈，不适于长期使用。蒽醌类泻剂长期应用可造成结肠黑便病或泻药结肠，引起平滑肌的萎缩和损伤肠肌间神经丛，反而加重便秘，停药后可逆。

6. 促动力剂　莫沙必利、伊托必利有促胃肠动力作用，普卢卡比利可选择性作用于结肠，可根据情况选用。

（三）器械辅助

如果粪便硬结，停滞在直肠内近肛门口处或患者年老体弱、排便动力较差或缺乏者，可用结肠水疗或清洁灌肠的方法。

（四）生物反馈疗法

可用于直肠肛门、盆底肌功能紊乱的便秘患者，其长期疗效较好。生物反馈疗法可训练患者在排便时松弛盆底肌肉，使排便时腹肌、盆底肌群活动协调；而对便意阈值异常的患者，应重视对排便反射的重建和调整对便意感知的训练。训练计划并无特定规范，训练强度较大，但安全有效。对于盆底功能障碍患者，应优先选择生物反馈治疗，而不是手术。

（五）认知疗法

重度便秘患者常有焦虑甚至抑郁等心理因素或障碍的表现，应予以认知疗法，使患者消除紧张情绪，必要时给予抗抑郁、抗焦虑治疗，并请心理专科医师协助诊治。

（六）手术治疗

对严重顽固性便秘上述所有治疗均无效，若为结肠传输功能障碍型便秘、病情严重者可考虑手术治疗，但手术的远期效果仍存在争议，病例选择一定要慎重。在便秘这个庞大的病症群中，真正需要手术治疗的还是属于极少数。

五、改善"水质"从去除"铁锈"开始——自我管理

生活中许多人都有便秘的困扰，不良生活习惯是便秘的主因。因此长期的自我管理是改善便秘的重要方法，通过改善患者自身行为来保持和增进其自身健康，使患者生活有规律，从而避免便秘的发生。

① 减轻患者的心理不安和恐惧，予以安慰和鼓励，使其树立康复的信心。

② 避免排便习惯受到干扰：由于精神因素、生活规律的改变、长途旅行过度疲劳等未能及时排便的情况下，易引起便秘。

③ 要多饮水，每日晨起可饮一杯温开水，以湿滑肠道。增加膳食纤维摄取，多吃富含纤维素的食物，如麦类、豆类、蔬菜、水果等。

④ 观察排便状况、粪便的性质及量，积极寻找引起便秘的原因。

⑤ 指导患者做适当活动，如腹部按摩、练腹肌和肛提肌的仰卧起坐运动等。

⑥ 培养定时排便的习惯，即使无便意，也应坚持定时去厕所蹲10～20分钟，日久即可建立定时排便习惯。

⑦ 改善生活方式，使其符合胃肠道通过和排便运动生理。

⑧ 治疗原发病和伴随病，有利于治疗便秘。

⑨ 尽可能避免药物因素，减少诸类药物可能引起的便秘。

第四节

专属"信用卡"：睡眠

日常每天"理所当然"的睡眠时间能够在无形中影响你的生活，滋养你的点滴。睡眠占据了人一生大约1/3的时间。睡眠好比"信用卡"，有存有取生活才得以继续，如果一个人无法获得良好的睡眠，一段时间之后，你就会发现"信用卡"账户严重透支。睡眠不足会对我们的生活和工作产生深远的影响。

一、"信用卡" 的分类——睡眠分类

生活中的信用卡可以分为很多种，我们的睡眠状态根据人体状态的不同也有不同的分类。

（一）非快速动眼阶段睡眠（NREM）

第一期：进入睡眠的第一步，人刚刚入睡、似睡未睡的状态。

第二期：能够容易被人叫醒，一点小的声响就能被影响，全身都在放松中逐步进入睡眠。

第三期：人在熟睡状态，全身心地进入睡眠状态，难以被人叫醒。

第四期：人沉浸在睡眠中，身心得到全部的放松，在完全熟睡的状态，被人叫醒很困难，在这种良好的睡眠状态下，人受到的机体组织在

逐步地修复。

（二）快速动眼阶段睡眠（REM）

睡眠中的人和清醒时类似，全身放松状态，做的梦清晰、生动，富含感情。

二、"信用卡" 的重要性——睡眠的作用

研究发现，人体通过睡眠，可使疲劳的神经细胞恢复正常的生理功能，精神和体力得到恢复。同时，睡眠时垂体前叶生长激素分泌明显增高，有利于促进机体生长，并使核蛋白合成增加，有利于记忆的储存。

三、"信用卡" 的信任危机——失眠

众所周知，信用卡的额度是跟持卡人的信誉度有很大关联，一旦信誉度下降信用卡的使用额度也会受到影响。随着社会的发展，人们面对工作、学业、就业、甚至是生理上的压力，我们的专属"信用卡"也在一步一步走向"透支"。

失眠的人们会有不容易进入睡眠、进入睡眠后易做梦、一点微小的声音都能被吵醒的症状，这些症状每周 3 次以上，持续 1 个月以上，带来疲劳、头痛、头晕、注意力不能够集中，更有甚者出现浑身不适、做事丢三落四、记忆力下降、容易遗忘事情、皮肤感觉麻木、全身无力、耳朵出现杂音，于此同时会降低身体免疫力，出现幻觉和错觉。

失眠与多个因素有关，自身的生理因素：身体的不舒适、缺氧，呼吸困难等，半夜起夜次数多等疾病因素；成人步入社会带来的社会、生活、学业等压力，体现在人的心理上，表现出焦虑、抑郁、胡思乱想而不得缓解，心里的情绪不能得到释放；饮食因素：富含咖啡因的浓茶、可可、咖啡；药物因素：如激素药、突然停用长期服用的镇静睡眠药等情况；客观存在的环境因素：周围环境声音嘈杂、光线明亮等都会影响到睡眠。

四、"信用卡" 的填充——嗜睡

上文中我们说到了信用卡的透支情况，那么，有人或许会有这样的想法，透支不行，我往信用卡里多存点可不可以呢？答案当然是不可以。临床上尤其是神经内科，经常看到一些嗜睡的患者，这类患者大部分时间都在打瞌睡，严重影响了日常活动以及疾病康复，占据了白天应该清醒活动的时间。睡眠的时间过度增加，不仅降低了人们生活的质量，甚至还会产生不可挽回的影响生命安全的后果，不能由其发展。

目前认为可能引起嗜睡的原因包括：睡眠片段化、睡眠剥夺、生物节律紊乱、药物、中枢神经系统病变、黄嘌呤和细胞素、夜间低氧血症和高碳酸血症。

过度的日间嗜睡是睡眠呼吸暂停综合征患者首要表现出来的症状，关于睡眠呼吸暂停患者日间嗜睡的原因，目前有两个假说：睡眠片段化、低氧血症。由于睡眠片段化与低氧血症相关，两者好像都有助于阻塞型睡眠呼吸暂停低通气综合征患者的日间嗜睡。

五、"信用卡" 的养护——健康教育

我们说了很多关于睡眠的常见疾病，那么在生活中，应如何保持良好的睡眠呢？自律生活排首位！

① 控制高热量食物的摄入，类似甜食、油炸食品、刺激性的食物；多食黄瓜、胡萝卜、香蕉等富含植物松果体素的食物，可以帮助尽快入睡；多食鱼、蟹等富含锌、铜等微量元素的食物；睡前喝一杯温牛奶助眠。

② 规律的睡眠生活，早睡早起，三餐规律，睡前不过度兴奋，不饮浓茶、咖啡等。

③ 床只是一个单纯睡眠的场所，不在床上做其他的事情如打游戏、处理工作等，都会影响到接下来的睡眠，睡前把其他所要做的事情做完，待到有困意了再正式上床睡觉。

④ 保持心情的开朗舒畅，在床上不胡思乱想，放空自己。

⑤ 可采用遮光窗帘、眼罩、耳塞等方法有效减少周围环境对自己的影响，有效且规律的体育锻炼有助于缓解失眠的症状，生物反馈训练起到很好的松弛作用，有效缓解失眠及心情焦虑等。

⑥ 失眠若还是不能够缓解，必要时在医生指导下服用镇静催眠药物、缓解心情的药物，来帮助睡眠。

第五节 —》

"桥面破损"：压疮

神经内科疾病中危重患者多，因长期卧床、生活不能自理，有的甚至大小便失禁、昏迷等，极易发生压疮。如果不重视预测，患者发生压疮的概率会非常大的。一旦发生压疮，便会加重患者病情，严重者会威胁患者生命。

一、肉眼可见的"桥面破损"——定义

压疮是指局部组织长时间受压，血液循环障碍，局部持续缺血、缺氧、营养不良而致的软组织溃烂和坏死。压疮也叫褥疮，易发生在骨质凸出的部位，如骶尾部、坐骨结节、股骨大转子、足跟部等。常见于瘫痪和长期卧床患者。

二、"桥面破损"的形成——诱发因素

从完好的"高架桥"，到"桥面破损的高架桥"的转变，对于人而言充满了不便，甚至影响了人们的正常生活。同样的，于压疮患者而言，压疮不仅增加患者的痛苦，还加重了原有病情，严重时还有可能继发感染，甚至引起脓毒败血症危及生命。据资料显示，压疮感染出现并发症在住院条件下死亡率可达 50%，是 7%～8% 的脊髓损伤患者的直接死亡原因，老年患者与压疮有关的死亡率为 23%～37%，发生压疮的老年人较无压疮的老年人，死亡率增加 4 倍，如压疮不愈合，其死亡率增加 6 倍。压疮形成的常见因素如下。

（一）压力、摩擦力、剪力因素

1. 压力 是指支持平面对受压部位的力，对局部组织的压力主要由

重力引起。以往认为压疮只发生于长期卧床者，但现在已经证实，只要施加足够压力并有足够长的时间，任何部位都可发生溃疡。压力会造成局部的缺血，引起周边血管扩张反应。固定不动（活动受限）也是造成压疮的元凶之一。

2. 摩擦力　是指人体处于不稳定的体位有持续倾滑的趋势时，其支撑面就受到支持平面对其的摩擦力。摩擦力可破坏角质层，造成表皮间起水疱和一些皮肤损伤，从而增加压疮发生的概率。所以搬移患者时应该将其抬起来以减少摩擦产生。

3. 剪力　是指不同层次或部位的组织间发生不同方向运动时产生的一种力或者说是一种对于骨突所产生的平行拉力。以尾骶骨为例：当仰卧的患者头部被抬起 30°时，即可在骶尾部深部组织与浅部组织间产生剪力，会造成表皮的牵拉，皮下组织和比较深层的血管会受到牵扯，使得此处血循环减少许多，依次造成肌肉层、皮下组织，最后是表皮的缺血反应。摩擦力和剪力虽不能单独造成溃疡，但可促进和加重溃疡的发生。

（二）理化因素

1. 潮湿　大小便失禁、过度出汗或渗出性伤口恶化可引起潮湿。过度潮湿引起皮肤软化及抵抗力降低；潮湿会浸润皮肤组织，削弱皮肤角质层的屏障作用，造成局部皮肤水肿；有害物质易于通过且利于细菌繁殖，使得上皮组织更容易受到损伤，而引起压疮的产生。大便失禁时由于有粪便中含有更多细菌及毒素比尿失禁更危险，这种污染物浸渍皮肤，诱发感染，使情况更趋恶化。研究证实，尿失禁的患者出现压疮的机会是一般患者的 5.5 倍。

2. 温度　体温每升高 1℃，组织代谢的氧需要量增加 10%，持续压力引起组织缺血时，温度升高将增加压疮的易发性。如果软组织已处于压迫引起缺血的危险时限，当受压区域内组织的温度升高时，将更容易发生坏死。因此，在压疮的治疗中用烤灯法是不妥的，因为在已经受损伤的区域，表面组织的温度增加将起到附加的压力作用。另外，不合理使用热水袋、冰袋等也将影响局部代谢，或使局部血管收缩减少血供而起有害作用。

（三）心理因素

1、应激　相关研究显示，急性损伤患者早期易发生压疮，这与患者应激应对状态有关。

2. 负性心理　因意外损伤导致终身残疾，且久治不愈的压疮容易使患者身心备受痛苦，情绪低落，产生悲观无望心理。负性心理可以抑制免疫系统功能，使细胞活性白介素 β_1 明显下降而延迟创口愈合。

（四）自身因素

1. 皮肤因素　老年人的皮肤由于有以下特征，使得老年患者皮肤受损后较青年患者难于修复：皮下脂肪减少、萎缩，皮肤松弛，弹性差，沟纹多而深；皮脂腺减少、萎缩，分泌相应减少，使皮肤表面干燥、粗糙，无光泽，不滑润，严重的可出现糠秕状脱落；汗腺减少、萎缩，使汗液分泌减少，降低了皮肤的排泄功能和调节体温的功能；表皮细胞减少和再生缓慢，使皮肤变薄，皮下毛细血管减少，血液流量降低，直接影响营养的供给；对外部环境的感受器减少，对冷、热、痛等感觉反应迟钝。

2. 营养　营养不良是导致压疮的内因之一，也是直接影响压疮愈合的因素。不良的营养摄取或贫血皆会影响伤口的愈合以及导致免疫力的下降。

3. 吸烟　老年烟民往往烟龄长，每日吸烟量大。有统计吸烟者发生压疮是非吸烟者的 4 倍，吸烟量与压疮的发生率及严重程度呈正相关。

4. 其他　高龄导致运动功能减退、感觉功能障碍、认知功能改变及血液循环不良等，引起痉挛和挛缩、失禁、缺氧等症状，也是压疮的内因之一。

三、"桥面破损" 的现状——临床表现

破损的桥面，由于引起的因素不同所造成的破损情况也不尽相同。于人而言，由于皮肤屏障作用丧失，创面暴露，且常被粪尿污染，故感染率会大大提高。压疮重在预防，早期发现，早期干预，通过行之有效的健康教育，提高患者及家属对压疮的认知程度，使其掌握压疮的预防

和治疗方法，有助于降低压疮的发生率和减轻其发生后的严重性。了解压疮的常见表现，有助于预防压疮的形成及加重。关于压疮的临床表现，主要从易发部位、临床分期两方面来介绍。

（一）易发部位

多发生于无肌肉包裹或肌肉层较薄、缺乏脂肪组织保护又经常受压的骨隆突处。

（1）仰卧位：好发于枕骨粗隆、肩胛部、肘、脊椎体隆突处、骶尾部、足跟。

（2）侧卧位：好发于耳部、肩峰、肘部、肋骨、髋部，膝关节的内、外侧及、内外踝。

（3）俯卧位：好发于耳、颊部、肩部、女性乳房、男性生殖器、髂嵴、膝部、脚趾。

（二）临床分期

1. 1期　指压不变白的红斑，皮肤完整。

局部皮肤完好，出现压之不变白的红斑，深色皮肤表现可能不同；指压变白的红斑，或者感觉、皮温、硬度的改变可能比观察到皮肤改变更先出现。此期的颜色改变不包括紫色或栗色变化，因为这些颜色变化提示可能存在深部组织损伤。

2. 2期　部分皮层缺失伴真皮层暴露。

部分皮层缺失伴随真皮层暴露。伤口床有活性、呈粉色或红色、湿润，也可表现为完整的或破损的浆液性水疱。脂肪及深部组织未暴露。无肉芽组织、腐肉、焦痂。该期损伤往往是由于骨盆皮肤微环境破坏和受到剪切力，以及足跟受到的剪切力导致。该分期不能用于描述潮湿相关性皮肤损伤，比如失禁性皮炎、皱褶处皮炎以及医疗黏胶相关性皮肤损伤或者创伤伤口（皮肤撕脱伤、烧伤、擦伤）。

3. 3期　全层皮肤缺失。

全层皮肤缺失，常常可见脂肪、肉芽组织和边缘内卷。可见腐肉和（或）焦痂。不同解剖位置的组织损伤的深度存在差异；脂肪丰富的区域会发展成深部伤口。可能会出现潜行或窦道。无筋膜、肌肉、肌腱、韧带、软骨和（或）骨暴露。如果腐肉或焦痂掩盖组织缺损的深度，则为不可分期压力性损伤。

4. 4期　全层皮肤和组织缺失。

全层皮肤和组织缺失，可见或可直接触及筋膜、肌肉、肌腱、韧带、软骨或骨头，可见腐肉和（或）焦痂。常常会出现边缘内卷，窦道和（或）潜行不同解剖位置的组织损伤的深度存在差异。如果腐肉或焦痂掩盖组织缺损的深度，则为不可分期压力性损伤。

*5. **不可分期***　全层皮肤和组织缺失、损伤程度被掩盖。

由于被腐肉和（或）焦痂掩盖，不能确认组织缺失的程度。只有去除足够的腐肉和（或）焦痂，才能判断损伤是 3 期还是 4 期。缺血肢端或足跟的稳定型焦痂（表现为干燥、紧密粘附、完整无红斑和波动感）不应去除。

6. 深部组织损伤　皮肤呈持续性的非苍白性深红色、栗色或紫色。

完整或破损的局部皮肤出现持续的指压不变白的深红色、栗色或紫色，或表皮分离呈现黑色的伤口床或充血水疱。疼痛和温度变化通常先于颜色改变出现。深色皮肤的颜色表现可能不同。这种损伤是由于强烈和（或）长期的压力和剪切力作用于骨骼和肌肉交界面导致。该期伤口可迅速发展暴露组织缺失的实际程度，也可能溶解而不出现组织缺失。如果可见坏死组织、皮下组织、肉芽组织、筋膜、肌肉或其他深层结构，说明这是全皮层的压力性损伤（不可分期、3 期或 4 期）。

四、"破损桥面" 应及时修补——科学治疗

据有关文献报道，每年约有 6 万人死于压疮合并症。大家都知道，当高架桥出现问题时，桥面就会被封，继而进行维护或维修，避免桥面破损情况继续恶化。经过马路工人的"对症治疗"，很快又会恢复高架桥的通行。治疗压疮也是如此，应该及早开始，原则是解除患处压迫，促进局部血液循环，加强创面处理。

（1）局部红肿者，用紫草茸油涂擦，或紫色消肿膏薄敷。

（2）溃烂初期、创面表浅者，外用化毒散软膏或紫色消肿膏。

（3）形成创面者，应用中医化腐生肌法。

① 疮面有坏死者（腐肉），炎症仍有扩散，坏死组织与健皮分界不

清时，宜用紫色疽疮膏、化毒散软膏各等量，混匀外敷。

② 坏死组织（腐肉）已深达肌肉，或更深而形成窦道时，宜用红血药捻，蘸紫色疽疮膏插入疮口内，外用化毒散软膏加盖。

③ 坏死组织与正常皮肤分界清楚，而且开始脱落时，宜用紫色疽疮膏、化毒散软膏、甘乳膏各等量，混匀外敷。

④ 坏死组织已脱落，疮面新生肉芽开始生长时，宜用甘乳膏80g、紫色疽疮膏20g，混匀外敷。

⑤ 新生肉芽生长良好，疮面边缘已有上皮生长时，宜用珍珠散薄撒疮面，再用甘乳膏制成油纱条覆盖。

⑥ 用药期间，疮面周围出现湿疹样变化时可用祛湿散、甘草油调敷。

五、从细节上保护"高架桥"——自我预防

通过分析压疮形成的原因，采取积极的预防措施，能够降低压疮的发生率，从而提高护理质量。

1. 减低皮肤受压的方法

① 保持正确的姿势，尽量避免骨凸出的部位受压。

② 勤于变换姿势、解除压迫是预防压疮的主要原则，又是治疗压疮的先决条件。尽管各种坐垫、床垫及支具已不断改进，各种翻身床、气垫床或砂床的应用已取得较好的效果。但是最基本、最简单有效的预防措施还是护理人员或家属给患者翻身，或是患者自己定时变换体位。最少每2小时便要转换一次。

③ 扶抱或转移患者时，避免他们的身体与床铺发生摩擦和碰撞。

④ 选择适合的座椅，如果患者上肢强壮，可鼓励他们每坐30分钟便用双手支撑起身体10秒，以减少坐骨产生压疮的机会。

⑤ 考虑使用各种形式的减压辅助器具。

2. 其他方法

① 保持衣服，床单被铺清洁、整齐及干爽。

② 避免重物如过重的被铺或暖水袋等压于肢体上。

③ 避免伤口包扎过紧。

④ 护理者应避免留长指甲或佩戴饰物，以免弄伤患者的皮肤。

3. 减轻骨突出部位的压迫　用软枕、泡沫塑料、海绵等物品架空骨

突部位。

4. *皮肤护理*

① 在保持患者皮肤清洁卫生。

② 替失禁患者勤换尿片，以减低皮肤受感染的机会。

③ 细心观察患者皮肤健康状况，如发现有早期压疮的迹象，便应尽早治疗。

5. *观察皮肤* 每天最少一次检查全身皮肤，特别是压疮好发部位，急性期患者可由医生、护士、家属进行。慢性期患者可自己用手镜检查，当发现皮肤有异常时应立即采取减轻措施，防止病情发展。

6. *支撑训练* 长期依靠轮椅生活的患者，为了减轻臀部的压力，应练习双手支撑床面、椅子扶手等将臀部抬起。如双手无力，可先向一侧倾斜上身，让对侧臀部离开椅面，再向另一侧倾斜。

7. *避免外伤* 缺乏神经支配或营养不良时即使是很轻的皮肤损伤，也会发生感染，演变成与压疮相似的创面，因此要特别注意清除床面、座椅上的异物。训练中也要防止外伤。

8. *加强营养* 营养不良的患者，因皮肤对压力损伤的耐受力下降，容易发生压疮，而且愈合困难。所以要注意增加蛋白、高热量饮食，防止患者出现贫血和低蛋白血症。

六、用心维护"破损桥面"——安全管理

（一）一期压疮护理

① 采用水胶体敷料贴敷于压疮的好发部位以增强皮肤的抗压能力。选择透明敷料以便于观察，水胶体敷料不宜经常更换，可待其自然脱落或每周更换一次。贴敷料时先中间，再向四周平展开。去除敷料时，避免 90°撕拽，采用对角线轻轻牵拉的方法，从周边向中间慢慢去除。

② 大便失禁的患者可采用局部密闭保护的方式，即依据患者可能因大便刺激导致皮肤损害的范围，在患者的肛周、会阴甚至大腿后上 1/3 处，贴水胶体敷料作为皮肤的封闭保护。患者排便后，应直接清洁擦拭水胶体敷料，以防止水胶体敷料卷边而影响贴敷时间。如水胶体敷料在贴敷料期间有部分卷起，可用剪刀减去掀起的部分，另剪部分新敷料补贴，尽量减少全部去除的次数。

（二） 二期压疮护理

① 对压疮的高危人群早期采取预防措施，如皮肤确实已受损，局部已发红，可在受损处先覆盖水胶体油纱，以隔绝皮肤与黏性敷料的接触，再贴水胶体敷料以防止去除敷料时将皮肤撕破形成创面。

② 保护泡皮是处理水泡的关键。水泡内液体0.5mL必须抽吸水泡内液体，若＞2mL，需反复抽吸水泡内液体，直至无泡液产生。水胶体敷料待其自然脱落或因吸收渗液失效或一周后换药一次即可。

（三） 三期压疮的护理

尽可能在短时间内闭合伤口，完成上皮化生。还有就是湿性愈合，也要注意湿度的适度，过湿易并发感染。

（四） 四期压疮的护理

换药的首要步骤是冲洗创面，特别是有密合和隧道的伤口更应细致冲洗。应根据患者的实际情况选择清除坏死组织的最佳方法，如患者病情稳定，在恢复期可采用机械法彻底清除坏死组织。若患者病情不稳定，甚至不断恶化，就应选择自溶的方法以减少对患者的打击。

第六章

▶▶

心理课堂

第一节 ➤➤
神经内科疾病常见的心理特征

　　神经系统由脑、脊髓及周围神经组成。神经内科是研究神经系统疾病、骨骼肌疾病的临床医学，主要通过内科手段进行研究。疾病种类有脊髓、脑血管疾病，中枢神经系统感染，脱髓鞘性疾病，运动障碍疾病，癫痫，头痛，变性疾病，神经系统遗传性疾病等。临床常见疾病有眩晕、脑梗死、癫痫、痴呆综合征、帕金森病、急性脊髓炎等。

　　患有不同疾病的患者，其心理特征也具有差异性。脑卒中后抑郁患者的心理特征主要表现为思维方式的改变、情绪控制能力的减弱、行为方式改变；脊髓损伤的患者在伤后所表现的心理特征主要体现在认知、情绪、行为等方面，可划分为无知期、震惊期、否认期、抑郁期、承认期、适应期等 6 个阶段；周围神经损伤患者的心理特征主要有急躁、焦虑、抑郁、恐惧、自卑；帕金森病患者则会出现认知功能损害、情绪障碍、精神异常等。

一、焦虑和恐惧

　　临床常见疾病如癫痫、脑卒中患者就常出现此类心理特征。癫痫具有复发性、突发性等特征，急性期脑卒中也具有突发性，同时致残率与致死率也极高。加上很多患者对于疾病的发生、发展过程与恢复周期都缺乏了解，因此患者的精神常常极度紧张、恐惧。尤其是原来的生活方式和习惯被改变，患者的情绪往往受到家庭、工作、经济、学习、婚姻等一系列社会因素的影响，从而导致注意力难以集中、情绪低落、失眠、思想负担重，从而导致心理障碍。此类心理特征，一般发生于疾病的早期。

二、多疑

　　多疑临床多见于眩晕患者。眩晕患者通常在活动中或者特定姿势时，发生天旋地转一般的感觉，严重时甚至会发生呕吐。因为疾病本身的特殊性，导致患者在日常活动中更为谨慎。对于医务人员的宣教知识抱有疑虑，常常对自己的病情胡乱猜测，甚至在看到别的患者抢救时，也会联想到自己身上。对于平时性格固执、自以为是和疑心重的患者来说，患病后对周围人的行为举止、语言、语气、眼神、表情等更加敏感，同时，会呈现出一些对自己疾病恢复不利的情绪。

三、抑郁

随着时间的推移，如果病情的改善不明显，甚至还出现加重等现象，患者意识到病情的严重性后，紧张、恐惧感加重，感到生活无意义，对前途悲观失望，对疾病的治疗和康复失去信心。有绝望、沮丧、消沉、忧伤等情绪，甚至出现轻生的念头。对情绪的控制能力弱，易激惹，易发脾气，易受惊，过分警惕，注意力不集中。

四、孤独与失落

孤独与失落的心理对于老年患者更为明显。神经内科的患者群体多见于中、老年人。这部分患者大多是退休在家，自己子女也大多离家独立生活，生活社会地位也随之变化，老人的人际交往相对减少，再加上疾病的折磨，使患者感到空虚、寂寞，产生孤独感。有些老年人住院时间较长，亲人的关心在病情平稳后可能会逐渐减少；有些内向的患者与医务人员交流少，心理较为敏感、容易受挫，常常会感到无价值感。使的这类患者越发感到孤独、失落、情绪低沉。

五、自尊与依赖

老年患者在发病后情感变得脆弱、敏感，喜欢周围人对他尊敬，习惯按自己的观点看问题，希望子女、亲友来探望得到更多的关心和温暖，对医护人员产生过分的依赖心理，即使自己能完成的事也不去做，事事依靠别人，完全依赖于陪护人员，稍有不如意就会发脾气。自我中心意识较强，不愿听从别人安排，尤其不重视年轻医护人员的意见。有时甚至突然拒绝治疗和护理，坚持原有生活饮食习惯等。

六、行为改变

患者在发病后常常出现一系列的不良情绪，会驱使他们的行为发生很大的变动，比如过分关心自己的健康，稍有不适就要发泄自己的不良情绪。当患者的行为出现变化后会给医生的治疗带来困难。

常言道，良好的情绪是治病的良药。现代医学也认为，当人在心情愉快时，生命体征、新陈代谢都处于相对平衡的状态。长期的不良情绪，会引起各器官功能失调，降低机体免疫力，从而导致患病或者加重病情。因此，生理病变在疾病的发生、发展以及康复的过程中，都与心理因素有着密切联系。

第二节 ➡

神经内科疾病常见心理康复特征

心理康复是运用系统的心理学理论与方法，从生物-心理-社会角度出发，对患者的损伤、残疾和残障问题进行心理干预，以提高患者的心理健康水平。神经内科的疾病相对而言，具有起病急、病程长、恢复慢的特征。除此之外，患者发病期间还伴有不同程度的生活自理能力或劳动能力的丧失，缓慢的康复之路给患者家属带来了沉重的经济负担以及精神压力，也导致部分患者并发不同程度心理障碍。因此，如何做好患者的心理护理，对护理工作者来说是一项艰巨的任务。

根据神经内科患者在发病前与发病后的人格特点、身体情况、文化背景、风俗习惯、社会环境的不同，患者在疾病的康复过程中的表现也不一样。根据患者情况的不同，他们的康复过程中，心理层面上大致会经历震惊期、否认期、抑郁期、愤怒期、自卑和自责期、依赖期以及适应期。由于每个人的心理承受范围不同，并非所有患者都会经历以上所有分期，有的甚至只会经历其中的1~2个时期。每个人的心理症状各有不同，因此，我们要熟练掌握各个分期的应对方法，才能帮助患者心理康复，从而促进患者的康复。

一、震惊期

面对突如其来的疾病，患者一时很难接受。这时，就需要医护人员以及家属的密切配合，严密观察患者感情的变化。此期，主要目的是为了缓解患者恐惧不安的情绪，主要采取的方法是以解释、安慰为主的支持疗法。

二、否认期

部分患者患病后，会出现认知行为功能障碍，此时他们的情绪控制能力相对较差，很容易产生焦虑及抑郁。因此，我们不应过早地将疾病预后的后遗症等不利于康复早期的一面告诉患者。相反，在此期，我们应积极鼓励患者树立战胜疾病的信心，积极参加康复训练，在疾病的恢复过程中，循序渐进地让患者对自己的疾病有所认识。

三、抑郁期

情绪控制力弱、情感脆弱、情绪波动性强、易感伤是患者抑郁期的常见表现。抑郁期的患者最严重的后果是自杀。当意料之外的疾病降临在自己身上时，他们会认为自己给家庭、单位、社会带来负担，给亲属带来了痛苦。觉得自己的生命毫无意义，于是便会产生自杀的念头。绝食、服安眠药、自残等都是在践行心里产生的自杀念头，他们希望通过这些自杀行为来获得"解脱"。面对这些情况时，作为医务人员或家属，应在不违背原则的情况下给予患者一定的理解和包容，比如协助患者完成某个愿望，或者与患者加强沟通、疏导等。

四、愤怒期

此期，临床现象常表现为焦虑、烦躁、不配合、发脾气、态度变幻无常，对自己或周围的人产生敌意、怨恨，严重者不能控制自己的情绪，甚至会出现伤人毁物等攻击性行为。这一时期的患者其实是非常痛苦的，他们的内心渴望得到别人的体贴、关怀、照顾。因此，我们可以从患者的日常生活开始，主动去关心他们，帮助他们减轻或解除心理上的痛苦。

当患者出现发泄行为时，我们应理解、谦让，用耐心去包容。同时，也应注意避免过度关心、安慰，以防引起患者的反感。

五、自卑和自责期

当患者出现认知、语言、行为障碍后遗症时，大多会经历此期。社会角色的改变，生活、家庭、事业的缺失，疾病恢复期的漫长，均会引起患者自卑的心理，丧失对生活的热情。想要帮助患者重拾笑颜，就要做到禁止使用刺激性语言，避免讥笑、蔑视等行为的出现，多多与患者沟通，启发疏导患者的心理，培养他们对生活中事物的兴趣，帮助他们缓解和亲人之间的关系，让他们感受到来自身边人的爱与温暖。

六、依赖期

以自我为中心，过分依赖别人的帮助与照顾。此阶段，主要是帮助患者树立信心，客观认识疾病，体会康复成功后的乐趣。疏导患者要有积极乐观的心态，自己的事情尽量自己做，逐步摆脱患者角色，通过自己的努力逐渐回归社会。

七、适应期

当患者能够正视疾病，并且适应疾病的现状时，着重帮助患者采用正确的方式进行康复锻炼，努力恢复到机体的最佳状态。

除了以上常见的应对方法以外，关于心理障碍康复的方法还有很多，比如正念疗法、森田疗法、对话式会谈等，本文所介绍的是相对容易理解的常规应对策略，无论你是医务人员还是患者家属，都可以通过学习在患者的心理康复之路上为他助力。

参考文献

[1] 贾建平. 神经病学. 6 版. 北京: 人民卫生出版社, 2008: 210.

[2] Logroscino G, Traynor BJ, Hardiman O, et al. Descriptive epidemioligy of amyotrophic lateral sclerosis: new evidence and unsoloved issues. J Neurol Neurosurg Psychiatry, 2008, 79 (1): 6-11.

[3] 林婧, 桂梦翠, 张旻, 等. 95 例运动神经元病的临床特征. 国际神经病学神经外科学杂志, 2013, 40 (2): 113-117.

[4] 申鹏飞. 石学敏经筋刺法临证经验浅析. 辽宁中医杂志, 2010, 37 (1): 20-21.

[5] 蒋雨平. 运动神经元病. 中国临床神经科学, 2014, 22 (6): 663-665.

[6] Kierman MC, Vucis S, Cheah BC, et al. Amyotrophic Lateralsclerosis. Lancet, 2011, 377: 942-955.

[7] 钱百成. 王宝亮教授治疗运动神经元病经验. 中国实用神经疾病杂志, 2006, 12 (3): 41-42.

[8] 谢仁明, 王永炎, 运动神经元病中医辨治及临床疗效评价标准研究思路. 北京中医药大学学报, 2003, 26 (5): 22-25.

[9] 中华医学会神经病学分会肌电图与临床神经电生理学组. 中国肌萎缩侧索硬化诊断和治疗指南. 中华神经科杂志, 2012, 45 (7): 531-533.

[10] 樊东升, 张俊, 邓敏, 等. 肌萎缩侧索硬化/运动神经元病的基础与临床研究. 北京大学学报, 2009, 41 (3): 279-281.

[11] 刘晓薇, 龙志刚. 运动神经元病的治疗进展. 中国综合临床, 2004, 20 (11): 1054-1055.

[12] 中国痴呆与认知障碍写作组, 中国医师协会神经内科医师分会认知障碍疾病专业委员会, 2018 中国痴呆与认知障碍诊治指南 (二): 阿尔茨海默氏症诊治指南, 中华医学杂志, 2018, 98 (13): 971-974.

[13] 章莹, 付伟. 英美两国老年痴呆预防指南解读及社区护理启示, 中国全科医生, 2015, 18 (1): 4-7.

[14] 中国痴呆与认知障碍诊治指南写作组, 中国医师协会神经内科医师分会认知障碍疾病专业委员会, 2018 中国痴呆与认知障碍诊治指南 (七): 阿尔茨海默氏症的危险因素及其干预, 中华医学杂志, 2018, 98 (19): 1461-1465.

[15] WHITLEY RJ, GNANN JW. Viral encephalitis: familiar infections and emerging pathogens. Lancet, 2002, 359 (935): 507-513.

[16] 李波. 大剂量静脉用丙种球蛋白治疗病毒性脑炎 130 例分析. 中华医院感染学杂志, 2011, 21 (14): 2960-2961.

[17] SOLOMONT, HARTIJ, BEECHING NJ. Viralencephalitis: aclinician sguide. PractNeurol, 2007, 7 (5): 288-305.

[18] 杨锡强, 易著文. 儿科学. 6 版. 北京: 人民卫生出版社, 2004: 463-464.

[19] HOKKANEN L, LAUNES J. Neuropsychological sequelae of acute-onset sporadic viral encephalitis. Neuropsychol Rehabil, 2007, 17 (4/5): 450-477.

[20] HOKKANEN L, POUTIAINEN E, VALANNE L, et al. Cognitive impairment after acute encephalitis: comparison of herpes simplex and other aetiologies. J Neurol Neurosurg Psychiatry, 1996, 61 (5): 478-484.

[21] 赵雪红, 程丽君. 风险管理在急诊护理质量管理中的运用. 中国急诊医学, 2005, 25 (2): 130.

[22] 肖方亮. 单纯疱疹病毒性脑炎的实验室诊断研究进展. 中国卫生产业. 2011, 8 (7): 119.

［23］张海霞，李岩．20 例单纯疱疹病毒性脑炎病人的护理．世界中医药，2015.10：746.

［24］仝秀清，毛永军，张哲林．单纯疱疹病毒性脑炎的临床表现及预后分析．中西医结合心脑血管病杂志，2012，10（1）：120-121.

［25］Sospedra M，MartinR. Immunology of multiple sclerosis. AnnuRevImmanol，2005，23：683；

［26］Lau KK，Wong LK，Li LS，et al. Epidemiological study of mutiple sclerosis in Hong Kong Chinese：questionnaire survey. Hong Kong Med J，2002，8（2）：77-80；

［27］李蕊，胡学强．多发性硬化的治疗进展．实用医院临床杂志，2013，10（3）：1-6.

［28］苌浩晓，陈光亮，尹琳琳，等．多发性硬化患者中枢灰质损伤与临床症状的相关性研究进展．国际药学研究杂志，2016，43（4）：675-676.

［29］韩艳丽，韩杰．多发性硬化的治疗新进展．神经疾病与精神卫生，2015，15（5）：537-540.

［30］刘涛．中西医治疗多发性硬化进展．中国处方药，2016，14（2）：19-20.

［31］郭丽萍．多发性硬化的治疗进展．中国临床神经科学，2012，20：440-444.

［32］李德强，罗本燕．多发性硬化并发焦虑抑郁障碍．中国神经免疫学和神经病学杂志，2010，17（1）：16-18.

［33］殷晓菁，胡玲玲，谢红娜，等．多发性硬化与抑郁、焦虑的相关性研究．卒中与神经疾病，2012，19（4）：237-239.

［34］胡学强，麦卫华，王敦敬．多发性硬化 413 例患者的临床表现特点．中华神经科杂志，2004，37（1）：11-14.

［35］周衡，张星虎．多发性硬化性疼痛发生的病因及治疗．中国康复理论与实践，2010，16（8）：733-735.

［36］贾建平，神经病学．7 版．北京：人民卫生出版社，2016：278-285.

［37］中华医学会神经病学分会帕金森与运动障碍学组中国帕金森病治疗指南（第三版）．中华神经科杂志，2014，47（6）：428-433.

［38］Schenkman M，Moore CG，Kohrt WM，et al. Effect of High-Intensity Treadmill Exercise on Motor Symptoms in Patients With De Novo Parkinson DiseaseA Phase 2 Randomized Clinical Trial. JAMA Neurol. 2018；75（2）：219-226.

［39］许一，陈赛莲，林方生．康复训练对帕金森患者提高日常生活能力的效果分析．蛇志，2017，29（3）：333-334 340.

［40］WZ Wang，JZ Wu，DS Wang，et al. The Prevalence and Treatment Gap in Epilepsy in China：an ILAE/IBE/WHO study. Neurology，2003，60（9）：1544-1545.

［41］王忠诚．神经外科学．武汉：湖北科学技术出版社，1998：860.

［42］街桂玲，王志滨．颅脑外伤后癫痫的发病机制与护理．现代中西医杂志，2004，13（10）：1362.

［43］赵晓雯，逯芳．30 例癫痫持续状态病人的临床护理．护理研究，2010，24（12C）：3328-3329.

［44］中华医学会，临床诊疗指南癫痫分册．北京：人民卫生出版，2007：92-932.

［45］黄济宁，周滨音．癫痫护理进展．国外医学护理学分册．1994，13（6）：250-253.

［46］丁晶，汪昕．癫痫诊疗指南解读．临床内科杂志．2016，33（2）：142-144.

［47］韦玉华，蒋勇．健康教育对癫痫患者预后的影响．国际医药卫生导报．2007，13（23）：111-113.

［48］孙欣，叶鸿，何晓滨．成人癫痫患者的生活质量调查与护理．使用护理杂志，2015，11（4）：62-63.

［49］高燕，许华山，魏婷婷，等．成人癫痫患者生活质量影响因素分析及护理对策．蚌埠医学院学报，2015，19（4）：413-416.

［50］ 崔继芳，刘绍明，史有才，等．难治性癫痫患者围手术期的护理．中国临床神经外科杂志，2015，18
（1）：54-55.

［51］ 史玉泉．实用神经病学．1 版．上海：上海科学技术出版社，1994.272-277.

［52］ 孙文秀，李传亭，王如明，等．儿童急性脊髓炎临床与磁共振成像．实用儿科临床杂志，2000，15
（4）：205-206.

［53］ 赵淑静．丙种球蛋白联合甲基泼尼松龙在急性脊髓炎治疗中的效果研究．影像研究与医学应用，2018，
2（2）：241-242.

［54］ Sebire G，Hollenberg H，Meyer1. High dose methlperdnisolone in severe acute transverse myelopa-
thy. Arch Dis Child，1997，76（2）：1672-1681.

［55］ 王海涛，杨明娟，刘德先．丙种球蛋白与甲基强的松龙联合短程治疗急性脊髓炎疗效分析．医学理论与
实践，2009，22（6）：658-659.

［56］ 赵志斌，李凤昌．大剂量甲基强松龙合用丙种球蛋白治疗急性脊髓炎临床分析．中国实用医药，2010，
5（8）：136-137.

［57］ 津山直一．リハヒリテーシヨン医学．东京：医学书院，1986：136-139.

［58］ 高慧，林锋，吴彪，等．重型戊型病毒性肝炎合并格林-巴利综合征一例．海南医学，2016，27（13）.

［59］ 林迪，林迪，孙长贵．寨卡病毒感染及其实验室检查．实验与检验医学，2016，34（2）：131-133.

［60］ 刘颖，刘芳，马瑞，等．吉兰-巴雷综合征的自身免疫性抗体的研究进展．卒中与神经疾病，2017，24
（3）：271-272.

［61］ 王玉明．吉兰-巴雷综合征的临床分型及预后研究．实用临床医药杂志，2017，21（15）：21-24.

［62］ 张静，宋秀娟，候慧清，等．急性炎性脱髓鞘性多发神经根神经病和急性运动轴索性神经病的长期随访
观察．中华医学杂志，2016，96（25）：1987-1990.

［63］ 王银霞，吴荷花，张国华，等．急性运动轴索性神经病与急性炎性脱髓鞘性多神经病的比较研究．北京
医学，2017（11）：1142-1145.

［64］ 黄波，梁汉周，万里飞，等．Miller-Fisher 综合征 10 例临床分析．中国医师杂志，2015，17（6）：
944-945.

［65］ 贺凡平，郭汝瑞，张金华．早期康复治疗对急性脑卒中患者预后的影响．中华实用医药杂志，2006.

［66］ 李柱一．中国重症肌无力诊断和治疗指南（2015 年简版）．中华医学会第十八次全国神经病学学术会
议论文汇编（上）．2015.

［67］ 何江涛，张春宝．重症肌无力的诊治．中华临床医师杂志：电子版，2016（11）：66-67.

［68］ 葛同军，周涌涛．重症肌无力误诊一例．新医学，2016，47（10）：715-717.

［69］ 龙易勤，龙苹．重症肌无力诊治进展．按摩与康复医学，2011，02（18）：68-69.

［70］ 范玲玲．重症肌无力临床特点及其与胸腺异常关系分析．第四军医大学出版社，2015.

［71］ 李桂芝，周静．胸腺瘤 1 例患者术后重症肌无力的护理．中华中西医杂志，2007.

［72］ 张艺凡，楚兰，李媛等．以复视为首发症状的重症肌无力患者改良新斯的明试验的判断及研究．中风
与神经疾病杂志，2016，33（8）：738-740.

［73］ 张桂，张晖，崇奕等．重症肌无力患者的单纤维肌电图和重复电刺激检测的对比性研究．中华医学会第
十八次全国神经病学学术会议论文汇编（下）．2015.

［74］ 田丹珂，王宝亮．王宝亮教授治疗低钾型周期性麻痹的临床经验．中国中医药现代远程教育，2017，15
（11）：83-84.

[75] 王江红,张榕.低钾性周期性瘫痪患者的护理.中国妇幼健康研究,2016(s2):406-407.

[76] 牛振华,李岩,刘楠,等.原发性低钾型周期性麻痹的分子遗传学研究进展.中风与神经疾病杂志,2015,32(1):85-87.

[77] 林琇.低钾型周期性瘫痪患者血钾浓度与肌力、心电图、肌酶水平关系分析.中国医药科学,2015(1):207-209.

[78] 姚欣.甲状腺功能亢进术后并发症护理效果与体会.医学信息,2015,28(47):297.

[79] 王春蓬,张恩.高钾性周期性瘫痪1例.深圳中西医结合杂志,2017,27(19):195-196.

[80] 汤依群,许昊男,李云,等.低血钾家兔模型中洋地黄心脏毒性的观察.医学理论与实践,2017,30(20):2973-2974.

[81] 李琼,张莉莉.正常血钾型周期性瘫痪1例报道并文献复习.重庆医学,2017(A01):464-465.

[82] 李佳,尚珂,秦川,等.低颅压综合征临床及MRI表现.临床放射学杂志,2017,36(10):1543-1547.

[83] 朱莎莎,壬晓辉,王晓琳,等.丛集性头痛患者炎症细胞因子分析.中国神经精神疾病杂志,2017,43(5):274-278

[84] 胡春雨,赵丽丽,冯慧,等.丁元庆分型辨治偏头痛516例用药特色分析.山东中医杂志,2018,37(02):91-93.

[85] 夏桂枝,张宗泽.167例偏头痛患者的睡眠质量调查与焦虑抑郁相关性分析.中国医药导刊,2014,(4):616-617.

[86] 王进忠,覃小兰,谢文源,等.平衡针疗法治疗无先兆偏头痛随机对照研究.中国针灸,2017,8(37):805-809.

[87] 付振玲.韩韦姣,董贤慧,等.钱仁义教授从肝论治慢性头痛临床经验举隅.光明中医.2018.33(12):1709-1711.

[88] 董桂平.探究神经内科门诊头痛患者的临床症状和诊疗特点.世界最新医学信息文摘,2015,15(60):42.

[89] 贾建平.神经病学.北京:人民卫生出版社,2008:158-168.

[90] 范志亮,于生元.丛集性头痛基因遗传学研究进展.中国疼痛医学杂志,2018,24(3):207,209,214.

[91] 许桂平,汪银洲,朱鹏立,等.丛集性头痛1例并文献复习.创伤与急诊电子杂志.2017.5(4):209-211.

[92] 贾建平.陈生弟.神经病学.7版.北京.人民卫生出版社,2013.414-415.

[93] 余玉清.酸枣仁汤加减治疗女性失眠症疗效观察.广西中医学院学报,2009,12(4):14-16.

[94] 韩勇.失眠的运动疗法研究进展.按摩与康复医学,2011.3(45):72-73.

[95] 邹韶红,张亚林.焦虑抑郁的治疗进展.国外医学精神病分册,2003,30(3):170-173.

[96] 苏占清.脑卒中焦虑障.神经疾病与精神卫生,2003,3(5):369.

[97] 梁建妹,江华.脑卒中患者焦虑及应对方式的调查与分析.护理学报,2009,16(1B):23.

[98] 胡纪泽,吴东辉,刘仁刚,等.抑郁障碍共患其他精神障碍的研究.中华精神科杂志,2005,38(2):98-100.

[99] 黄永进,丁宝坤,等.抑郁症的分类.中国乡村医生杂志,2000,3:13-14.

[100] 沈双,卢振产,胡正刚,等.针刺联合通心络对周围性面神经麻痹神经功能和肌电图的影响.中华中

医药学刊，2017，35（6）：1521-1523.

[101] Spencer CR, Irving RM. Causes and management of facial nerve palsy. Br J Hosp Med (Lond)，2016，77（12）：686-691.

[102] 顾曙明，刘锦秀，张金蓉. 综合疗法治疗面瘫 94 例体会. 内蒙古中医药，2015，34（8）：106.

[103] 胡学良. 穴位割敷法联合中药贴敷法治疗面瘫的效果观察. 当代医药论丛，2018，16（24）：193-195.

[104] 王海霞. 早期康复护理对面瘫患者的影响. 甘肃科技，2017，33（2）：101-102.

[105] 肖雪，宋军，田丰玮，等. 管灸对面神经损伤家兔面神经核内 BDNF 及其受体 TrkB 表达的影响. 中国中医急症，2018，27（05）：786-788.

[106] 缪逸涛，陈庚，赵刚，等. 颅中后窝巨大面神经鞘瘤 1 例并文献复习. 中国微侵袭神经外科杂志，2018，23（12）：567-568.

[107] 金志恩. 芒针透刺治疗周围性面瘫临床疗效观察. 黑龙江中医药大学，2017.

[108] 吴江，贾建平，等. 援神经病学. 2 版. 北京：人民卫生出版社，2014：118-120.

[109] 王韵，余晓阳. 针刺治疗急性面神经炎介入时机的临床观察. 中国针灸，2019，39（3）：237-245.

[110] 芮德源，朱雨岚，陈立杰. 临床神经解剖学. 北京：人民卫生出版社，2015.

[111] WHITLEY RJ, GNANN JW. Viral encephalitis: familiar infections and emerging pathogens. Lancet，2002，359（935）：507-513.

[112] 李波. 大剂量静脉用丙种球蛋白治疗病毒性脑炎 130 例分析. 中华医院感染学杂志，2011，21（14）：2960-2961.

[113] SOLOMONT, HARTIJ, BEECHING NJ. Viralencephalitis: aclinician sguide. PractNeurol，2007，7（5）：288-305.

[114] 杨锡强，易著文. 儿科学. 6 版. 北京：人民卫生出版社，2004：463-464.

[115] HOKKANEN L, LAUNES J. Neuropsychological sequelae of acute-onset sporadic viral encephalitis. Neuropsychol Rehabil，2007，17（4/5）：450-477.

[116] HOKKANEN L, POUTIAINEN E, VALANNE L, et al. Cognitive impairment after acute encephalitis: comparison of herpes simplex and other aetiologies. J Neurol Neurosurg Psychiatry，1996，61（5）：478-484.

[117] 赵雪红，程丽君. 风险管理在急诊护理质量管理中的运用. 中国急诊医学，2005，25（2）：130.

[118] 肖方亮. 单纯疱疹病毒性脑炎的实验室诊断研究进展. 中国卫生产业. 2011，8（7）：119.

[119] 张海霞，李岩. 20 例单纯疱疹病毒性脑炎病人的护理. 世界中医药，2015.10：746.

[120] 仝秀清，毛永军，张哲林. 单纯疱疹病毒性脑炎的临床表现及预后分析. 中西医结合心脑血管病杂志，2012，10（1）：120-121.

[121] 李利霞. 整体护理对良性阵发性位置性眩晕疗效的影响. 北京医学，2017，39（8）：865-866.

[122] 樊丽华，王登岭. 神经内科 100 例头晕患者影响因素研究. 中国实用医药，2016，11（28）：3-5.

[123] 王静芬. 神经内科老年眩晕患者的病因分析治疗. 中国社区医师，2017，33（25）：49-51.

[124] 龙汉东. 神经内科老年眩晕患者的病因分析及质量观察. 人人健康，2016，20：（73）.

[125] 方芳，邓晓清. 良性阵发性位置性眩晕诊断治疗进展. 中国综合临床. 2015，37（2）：188-190.

[126] 黄成林，郭中成，郭海霞，等. 手法复位治疗良性阵发性位置性眩晕. 中国耳鼻喉科头颈外科，2016，23（3）：177-178.

[127] 赵海玲，李建强，庄靖卿，等．中医特色护理对颈源性眩晕伴焦虑、抑郁患者生活质量的影响．海南医学，2017，28（10）：1712-1714．

[128] 何春蕾．老年眩晕患者的临床观察及护理探析．心理医生，2017，23（4）：172-173．

[129] 张平袁，章耀华，杨华清，等．综合康复护理模式在颈性眩晕患者中的应用研究．北京医学，2017，39（8）：856-858．

[130] 夏菲，王彦君，王宁宇．高龄老年良性阵发性位置性眩晕的特点及手法复位治疗的注意事项．临床耳鼻咽喉头颈外科杂志，2015，29（1）：12-16．

[131] 陈莉．黄晓铃．手法复位联合体位训妹对良性阵发性位置性眩晕的护理体会．中国卫生标准管理．2018，9（5）：177-178．

[132] 胡亚亚．景荣侠．樊阳阳，综合护理干预眩晕症病人的护理体会．临床医药文献电子杂志，2017，4（A1）：19923-19924．

[133] 王海燕．综合护理对眩晕症患者情绪的影响分析．实用临床护理学电子杂志，2017，2（37）：158-159．

[134] 王俊，李凤霞，夏欣等．阿霉素颊神经鞘膜内注射治疗原发性三叉神经第三支痛的临床观察．陕西医学杂志，2014，43（10）：1402-1403．

[135] 张金茹．骨孔注射治疗三叉神经痛20例分析．中国误诊学杂志，2010，10（10）：2469-2470．

[136] 杨峰，周静然，赵传军，余河．CT引导下经皮穿刺卵圆孔热凝治疗三叉神经痛46例分析．中国误诊学杂志，2010，10（06）：1428-1429．

[137] 李咏梅，李淑梅．原发性三叉神经痛射频热凝术的护理体会．中国误诊学杂志，2009，9（29）：7132-7133．

[138] 匡丹，沈晓明，薛育政．心理护理干预在射频温控热凝术治疗三叉神经痛的应用．临床护理杂志，2009，8（02）：46-47．

[139] 林明琴，刘军，赵煜，姚雪青．穴位注射治疗三叉神经痛的临床研究及实验机理．吉林中医药，2008（04）：280-281．

[140] 刘莹，王苏，董艳娟．三叉神经痛的治疗现状与进展．医学临床研究，2007（10）：1795-1798．

[141] 王淑萍，朱丽美，陈泽青．三叉神经射频热凝微创术20例的护理．中国误诊学杂志，2007（17）：4065-4066．

[142] 曹凤美．血磁疗法治愈三叉神经痛1例．菏泽医学专科学校学报，2003（04）：48．

[143] 韩杰，韩乃刚，樊忠．三叉神经痛治疗的探讨．中国耳鼻咽喉颅底外科杂志，2002（03）：15-17．

[144] 戚静，刘坚，罗曙光．腰椎穿刺术并发症及其防治策略．脑与神经疾病杂志．2008，16（3）：238-239．

[145] 贾建平，崔丽英，王伟．神经病学．6版．北京：人民卫生出版社，2008．

[146] 谷晓玲．108例患儿视频脑电图监测的护理．当代护士（专科版）．2013.1：77-78．

[147] 乔凯．你所不知道的"肌电图"．大众医学．2019.5：34-35．

[148] 刘桂成，初春．做好常规肌电图检查需要注意的问题．癫痫与神经电生理学杂志．2019．4；246-249．

[149] 中国医师协会神经内科医师分会睡眠障碍专业委员会，中国睡眠研究会睡眠障碍专业委员会．中国成人多导睡眠监测技术操作规范及临床应用专家共识．中华医学杂志．2018.98（47）：3825-3831．

[150] 曹小燕．探讨多导睡眠监测结果的影响因素及护理体会．世界最新医学信息文摘（电子版）．2019.22：287-288．

[151] 肖彦，喻永新，李杰华，等．正骨生肌膏治疗手外伤术后创口不愈合临床观察．新中医，2012，44

(5)：42-44.

[152] Welmer AK，Arbin M，Widen Holmqvist L，et al．Spasticity and its association with functioning and health-related quality of life 18 months after stroke. Cerebrovasc Dis，2006，21（4）：247-253.

[153] Traversa R，Cicinelli P，Bassi A，et al．Mapping of motor cortical reorganization afer stroke. Stroke，1997，28：110-117.

[154] Tombari D，Loubinoux I，Pariente J，et al．A longitudinal fMRI study：in recovering and then in clinically stable sub-cortical stroke patients．Neruoimage，2004，23（3）：827-839.

[155] 梁天佳，莫明玉．上肢康复机器人训练对偏瘫患者上肢功能恢复的影响．中国康复医学杂志，2012，27（3）：254-255.

[156] Wolf SL，Winstein CJ，Miller JP，et al．Effect of con-straim-induced movement therapy on upper extremity function 3 to 9 months after stroke. the EXCITE randomized clinical trial. JAMA，2006，296（17）：2095-2104.

[157] 中华医学会神经病学分会神经康复组，中华医学会神经病学分会脑血管病学组．卫生部脑卒中筛查与防治工程委员会办公室．中国脑卒中康复治疗指南 2011. 中国医学前沿杂志，2012，4（6）：60.

[158] 杨慎峭，冯丽娟，毛雪莲，等．电针结合康复训练对脑卒中肢体痉挛大鼠突触结合蛋白 I 表达的影响研究．时珍国医国药 2013，24（9）：2300.

[159] 龙海波．冷疗在急诊治疗烧烫伤患者中的效果观察．临床医学工程，2018，25（07）：865-866.

[160] 汪冕，熊北斗，陈晓莉．儿童烫伤院前急救知识及家长掌握情况．中国公共卫生，2016，32（10）：1426-1429.

[161] 龙立娥．烧烫伤的急救护理．中国伤残医学，2014，22（05）：299.

[162] 凌峭，鞠斐．高龄老人低温烫伤原因分析及预防护理．中国医药导刊，2012，14（06）：1073-1074.

[163] 孙雪然．民间偏方治疗烫伤导致破伤风患者一例的护理．解放军护理杂志，2010，27（18）：1384.

[164] 韦多，欧强，潘观宁．小儿烧烫伤的致伤因素分析与防治．中国处方药，2015，13（02）：94-95.

[165] 周鼓利．住院患者走失原因分析及防范策略．中西医结合心血管病电子杂志，2019，7（10）：190-191.

[166] 尹慧梅，段又月，全凤英．住院患者走失原因分析及对策．当代护士（中旬刊），2018，25（03）：3-5.

[167] 陈妮，张彩华．老年痴呆患者走失行为的研究进展．护理学杂志，2013，28（01）：88-91.

[168] 郑凯兰，董杰，于翠香．住院患者走失的高危因素及对策．当代护士（专科版），2011（11）：177-178.

[169] 陈黛琪，张樱．神经内科痴呆患者走失的预警性干预．护理学杂志，2015，30（09）：33-34.

[170] 黄兆晶，张雪梅．老年痴呆患者走失防范干预的效果观察．护理学报，2016，23（18）：62-64.

[171] 陈子明．走失老人社会救助对策研究．经济研究导刊，2018（28）：58-60.

[172] 冯小玲，尤黎明，马少珍，等．护理质量的现状调查．中国病案，2006，7（10）：2617.

[173] 陈欣志，范天凤，田再杰．AllmanⅢ度肩锁关节脱位的 Dewar 手术疗效分析．中国修复重建外科杂志，2005，19（8）：676-677.

[174] 唐玉磊．压疮护理新进展．中国老年保健医学，2007，5（4）：143-144.

[175] 叶屏，黄静敏，曾斐，等．循证护理在长期卧床患者压疮预防中的应用效果观察．中国伤残医学，3013，21（6）：8990.

［176］韩瑞娟. 大便失禁的护理研究进展. 解放军护理杂志，20052，22（12）：54-56.

［177］徐明亚. 3M 无痛保护膜在大小便失禁患者护理中的应用. 护理研究，2009，23（3）：689-690.

［178］孙雯，岑琼，王建. 老年人大便失禁护理的研究进展. 国家护理学杂志，2007，26（3）：228-230.

［179］高萌，卢丽华，王岩. 高龄老年卧床患者大便失禁护理方法研究. 护理研究，2007，21（4）：963-964.

［180］崔焱. 护理学基础. 北京：人民卫生出版社，2002.

［181］李增金，于普林，时秋宽，等. 北京市部分地区城乡老年人便秘的现状调查. 中国老年学杂志，2000，20（1）：122.

［182］秦岭，石雪梅. 丽珠肠乐加西沙必利治疗老年性便秘 136 例. 中国社区医师，2006，8（33）：22.

［183］Bonnet MH，Arand DL. Metabolic rate and the restorative function of sleep. Physiology and behavior，1996，59（4-5）：777-782.

［184］Maquet P. Sleep function（s）and cerebral metabolism. Behavioural Brain Research，1995，69（1-2）：75-83.

［185］Lesley s. Bennett. Beverly A. et al. Sleep fragmentation indices as predictors of daytime sleepiness and nCPAP response in obstructive sleep apnea. Am J Respir Crit Care Med，1998. 158：778-786.

［186］Edward JS. The effect of sleep fragmentation on daytime function. Sleep. 2002. 25：268-276.

［187］倪金迪、李响、刘梅. 脑卒中及短暂性脑缺血发作的二级预防指南核心内容 2014 年 AHA/ASA 版）. 中国临床神经科学. 2015. 23（1）：65-67.

［188］杨亚娟. 卢根娣. 费才莲等. 脑卒中患者居家康复技术. 第二军医大学出版社. 2015.

［189］王文志. 中国脑血管病防治指南. 中国慢性病预防与控制，2006，14（2）：143-145.